Thomas Brauer
Jürgen Tesak (†)

Aphasie

Sprachstörungen nach Schlaganfall oder Schädel-Hirn-Trauma

Ein Ratgeber für Angehörige, Betroffene und medizinische Fachberufe

RATGEBER

für Angehörige, Betroffene und Fachleute

Thomas Brauer
Jürgen Tesak (†)

Aphasie
Sprachstörungen nach Schlaganfall oder Schädel-Hirn-Trauma

Ein Ratgeber für Angehörige, Betroffene und medizinische Fachberufe

„What we've got to do is keep hope alive. Because without it we'll sink."
(„Unsere Aufgabe ist es, die Hoffnung am Leben zu erhalten, denn ohne sie werden wir untergehen.")
John Lennon

Schulz-Kirchner Verlag

Bibliografische Information der Deutschen Bibliothek

Die Deutsche Bibliothek verzeichnet diese Publikation in der Deutschen Nationalbibliografie; detaillierte bibliografische Daten sind im Internet über http://dnb.ddb.de abrufbar.

5., überarb. Auflage 2022
4., überarb. Auflage 2014
3., überarb. Auflage 2010
2., überarb. Auflage 2007
1. Auflage 2002
ISBN 978-3-8248-1305-6 (ISBN der Vorauflagen: 978-3-8248-0366-8)
eISBN 978-3-8248-9853-4 (ISBN der Vorauflagen: 978-3-8248-0668-3)

Mollweg 2, D-65510 Idstein
Vertretungsberechtigte Geschäftsführer:
Dr. Ullrich Schulz-Kirchner, Martina Schulz-Kirchner
Titelfoto: © fizkes – Adobe Stock
Abbildung Seite 69: Johannes Heier aus Hamburg in der Sprachtherapie mit der Logopädin Kathrin Eisenhardt (Klinik Bavaria Kreischa)
Lektorat: Doris Zimmermann
Umschlagentwurf und Layout: Petra Jeck, Susanne Koch
Druck und Bindung: Plump Druck & Medien, Rolandsecker Weg 33, 53619 Rheinbreitbach
Printed in Germany

Inhalt

Auditive Beispiele zu einzelnen Erscheinungsformen der Aphasie finden Sie jeweils unter www.brauer-logopaedie.de

Vorwort zur fünften Auflage

Zwanzig Jahre nach der ersten Auflage des Ratgebers „Aphasie" haben sich die Rahmenbedingungen, die Menschen nach einem Schlaganfall oder einer anderen neurologischen Erkrankung vorfinden, erheblich verbessert. Fast alle Betroffenen werden unmittelbar nach Eintritt der Erkrankung im regionalen Krankenhaus auf einer Stroke Unit von Ärzt:innen, Therapeut:innen und Pflegekräften betreut, die auf die Akutversorgung spezialisiert sind. So bekommen sie unmittelbar Kontakt zu allen Berufsgruppen, die auch in der weiteren Versorgung für Menschen mit Aphasie und ihre Angehörigen wichtig sind. Auch in der ambulanten Versorgung sieht die Situation heute besser aus. In fast allen Regionen, auf dem Land oder in der Stadt, sind Therapieplätze für aphasische Menschen meist kurzfristig zu erhalten. Gelegentlich sind die angebotenen Therapiefrequenzen noch zu niedrig. Wissen wir doch seit Langem, dass eine aktivierende Therapie wie die Logopädie am besten wirkt, wenn sie in Intensivblocks durchgeführt wird.

Die grundsätzliche Idee dieses Ratgebers bleibt auch nach dem viel zu frühen Tod meines Kollegen Jürgen Tesak bestehen: Grundlegende Information über Aphasie und ihre Auswirkungen anbieten für Angehörige, Betroffene sowie alle Berufsgruppen, die professionell oder anderweitig mit Menschen mit Aphasie kommunikativ in Kontakt kommen.

Neben den grundlegenden Informationen soll der Ratgeber auch Mut machen. Dazu zitiere ich gerne die letzte Botschaft von Stephen Hawkings: *„Erinnert euch daran, nach oben in die Sterne zu blicken und nicht nach unten auf eure Füße! Versucht, dem, was ihr seht, Sinn zu geben ... Seid neugierig. Wie schwierig das Leben auch erscheinen mag, es gibt immer etwas, was ihr tun könnt und worin ihr erfolgreich sein könnt. Es kommt darauf an, dass ihr nicht so leicht aufgebt."*

So wie auch Wolfgang Niedecken, der Frontmann der Kölner Rockband BAP, nach seinem Schlaganfall und der dadurch bedingten Aphasie nicht aufgegeben hat. In seinem Buch „Zugabe – Die Geschichte einer Rückkehr" schildert er seine Geschichte vor und nach der Erkrankung und die Rückkehr auf die Bühne. *„Ich war erst mal nur glücklich, dass ich noch lebte. Das ist das eigentliche Geschenk – das weiß ich erst jetzt, da ich dem Tod noch mal von der Schippe gesprungen bin. Was bedeutet das – Todesnähe erlebt zu haben und dann zu begreifen: Du bist noch einmal davongekommen? The World Keeps Going Round, und es ist an dir, die Chance mit beiden Händen zu packen, neue Projekte auszuhecken, neue Anläufe zu nehmen. Und in jedem Moment zu denken: was für ein Geschenk!"*

Aphasie ist für alle Betroffenen und alle Angehörigen eine sehr schwierige Herausforderung. Haben Sie den Mut, die Herausforderung anzunehmen, und seien Sie überrascht, was das Leben noch für Sie bereithält.

Thomas Brauer

Vorwort zur zweiten Auflage

Die „Ratgeber für Angehörige, Betroffene und Fachleute“ vermitteln kurz und prägnant grundlegende Kenntnisse (auf wissenschaftlicher Basis) und Hilfestellungen zu ausgewählten Themen aus den Bereichen Sprachtherapie, Ergotherapie und Medizin.
Angehörige von Menschen mit Stimm-, Sprech-, Sprach- und Schluckstörungen können durch eine bessere Kenntnis der Probleme oft entscheidend dazu beitragen, dass die Betroffenen trotz ihrer Probleme ein möglichst normales Leben führen können. Grundlegende Kenntnisse helfen Fachleuten aus benachbarten Disziplinen (beispielsweise Krankenschwestern, Ergotherapeutinnen) dabei, den Ratsuchenden relevante Ratschläge und Hilfestellungen anzubieten, sodass Ratsuchende an die „richtige Adresse“ gelangen.
In diesem Band geht es um die Sprachstörung Aphasie, die viele Menschen betrifft. In Deutschland, in der Schweiz und in Österreich treten pro Jahr ungefähr 35.000 Neuerkrankungen auf, typischerweise infolge von Schlaganfällen, aber auch nach Verletzungen oder Tumoren des Gehirns. Obwohl viele der betroffenen aphasischen Personen logopädische Therapie erhalten, sind wir von einer ausreichenden Versorgung noch weit entfernt. So erhalten insbesondere bettlägerige aphasische Menschen sowie Bewohner von Alten- und Pflegeheimen selten die notwendige Therapie verordnet, und Therapeuten, die regelmäßig Hausbesuche durchführen, gibt es noch zu wenig. Auch die Angehörigenberatung fehlt in vielen medizinischen Kontexten, obwohl die Angehörigen im Rehabilitationsprozess neurologischer Patientinnen und Patienten eine Schlüsselrolle innehaben.
Der vorliegende Ratgeber ist für Angehörige von Personen mit chronischer Aphasie sowie medizinisches Fachpersonal (Pflege, Ergotherapie etc.) geschrieben, um diesen und indirekt auch den Betroffenen grundlegende Kenntnisse über diese Sprachstörung zu vermitteln, damit der Umgang mit der Aphasie erleichtert wird. Beschrieben werden die Symptome der Aphasie und die kommunikativen und psycho-sozialen Folgen. Die medizinischen Ursachen und möglichen Begleiterscheinungen der Aphasie werden dargestellt. Ein spezieller Abschnitt widmet sich den Kommunikationsstrategien, welche den Angehörigen und Fachleuten die Verständigung mit den aphasischen Personen erleichtern.
Mit diesem Ratgeber ist die Hoffnung verbunden, dass informierte Personen es leichter haben, ihren aphasischen Ehefrauen, Ehemännern, Eltern, Kindern, Freunden und Klienten erfolgreich zur Seite zu stehen!
Hinweis und Dankeschön: Die Originalzitate der Betroffenen und Angehörigen, welche im ganzen Ratgeber zu finden sind, stammen fast ausschließlich aus der Zeitschrift „Aphasie und Schlaganfall“, die vom Bundesverband für die Rehabilitation der Aphasiker herausgegeben wird.

Prof. Dr. Jürgen Tesak (2006)

Einleitung

Aphasie nennt man eine Sprachstörung, die infolge eines Schlaganfalls, eines Schädel-Hirn-Traumas oder bei entzündlichen und tumorösen Erkrankungen des Gehirns auftritt. Die aphasische Sprachstörung betrifft alle Verwendungsweisen von Sprache: das Sprechen, das Verstehen, das Schreiben und das Lesen. Daraus entsteht für die Betroffenen ein Kommunikationsproblem, das ihre Teilhabe am gesellschaftlichen und familiären Leben stark beeinträchtigt.

Betroffene Menschen haben Probleme, Sprache in jeder Form zu verwenden. Wortfindungsstörungen, unvollständige Sätze, Wortverwechslungen und daraus resultierende Probleme gehören für Menschen mit Aphasie zum Alltag. Die Betroffenen haben Schwierigkeiten, ihre Wünsche, Absichten und Bedürfnisse mittels Sprache auszudrücken. Das ist frustrierend. Auch verstehen sie oft nicht vollständig, was andere ihnen sprachlich mitteilen. Ebenso ist es für aphasische Personen schwierig, sich schriftlich auszudrücken und beim Lesen das Geschriebene ganz zu verstehen.

Da unsere Welt stark durch sprachliche und kommunikative Prozesse geprägt ist, entstehen für Menschen mit Aphasie riesige Probleme bei allen sprachlichen Aufgaben und somit in Kommunikation und Teilhabe. Ein paar Beispiele: Betroffene können Gesprächen insbesondere in Gruppen nicht mehr folgen. Sie haben Schwierigkeiten beim Telefonieren. Beim Einkaufen können sie ihre Wünsche nicht äußern. Die Bankauszüge werden ihnen zum Rätsel. Sie verstehen nicht, was der Nachbar ihnen erzählt. E-Mails und Briefe können nicht mehr geschrieben werden. Die Suche im Internet gelingt nicht mehr. Die bisher geliebte Fernsehsendung wird nicht mehr angesehen, weil die Dialoge nicht verstanden werden.

Neben den Personen mit Aphasie sind auch die Kommunikationspartner durch eine Aphasie „mitbetroffen".

Das Problem „Aphasie" betrifft auch die **Kommunikationspartner** (Angehörige, Freunde, Arbeitskollegen, Ärzte etc.) der aphasischen Menschen. Da Kommunikation ein kooperativer, gemeinschaftlicher Prozess ist, haben bei Aphasie alle Kommunikationsteilnehmer ein Problem, auch die Sprachgesunden! Auch sie können dem aphasischen Menschen sprachliche Inhalte nicht mehr vollständig übermitteln, und sie verstehen die aphasischen Menschen nicht mehr so wie früher. Häufig kommt es zu Missverständnissen auf beiden

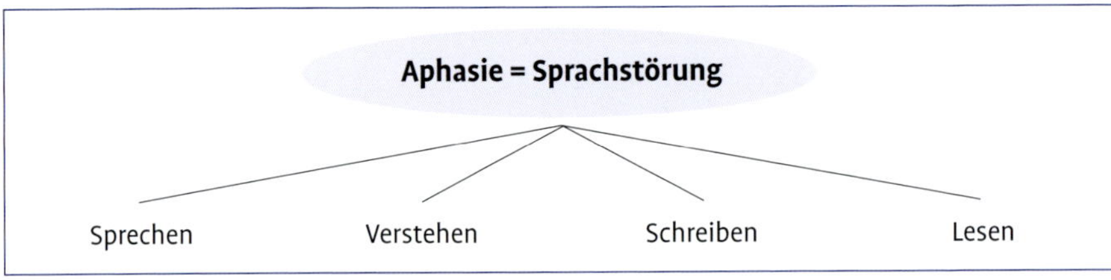

Abb. 1: Betroffene Bereiche bei einer Aphasie

Es ist, als ob man von einem Moment auf den anderen in ein schwarzes Loch fällt, als ob das Fenster zur Welt zugeschlagen wird.
Günter Brendle, Betroffener, Vach

Ich kann nicht mehr sprechen und nicht mehr schreiben, nicht lesen und kaum noch verstehen. Die Umwelt versteht auch nicht, was mit mir los ist.
A.S., Betroffener

Ich möchte so gerne wieder zurück in die Schule und unterrichten. Aber ich schaffe das sprachlich gar nicht mehr.
S.B. betroffene Lehrerin, Wiesbaden

Der Sprachverlust hat für Aphasiker und ihre Angehörigen die Dimension einer Katastrophe. In unserer Betreuungsarbeit machen wir deshalb keinen großen Unterschied zwischen dem Betroffenen und dem Partner, weil wir wissen, dass beide gleichermaßen betroffen sind.
Jürgen Kaiser, Leiter des Thüringer Aphasiker-Zentrums

Seiten. Somit haben aphasische wie auch sprachgesunde Menschen ein sehr ähnliches Problem. Nicht grundlos wird Aphasie auch „Familienkrankheit" genannt.

Eingeschränkte Sprache, Kommunikation und Teilhabe sind aber keineswegs die einzigen Folgen einer Aphasie. Erkrankungen wie ein Schlaganfall haben oft auch weitere Symptome (z.B. Lähmungen, Sehstörungen oder Schluckstörungen) zur Folge, unter denen die Betroffenen leiden. Bedingt durch Sprach- und Kommunikationsprobleme entstehen enorme psycho-soziale Folgen für die Betroffenen. Viele leiden unter dem Verlust des Arbeitsplatzes, geraten in finanzielle Not, die Rollenverhältnisse innerhalb der Familie kehren sich um, Freunde ziehen sich zurück, soziale Isolation tritt ein.

Aber auch die Angehörigen von Menschen mit Aphasie sind typischerweise mitbetroffen. Auch für sie ändert sich vieles und sie leiden unter ähnlichen psycho-sozialen Folgen wie die aphasischen Personen selbst. So kommt es oft für alle Beteiligten zu vielfältigen Veränderungen des Alltags. In dem komplexen Prozess der Krankheitsverarbeitung durchlaufen Betroffene und Angehörige („Mitbetroffene") normalerweise verschiedene Stadien, bevor sie zur Akzeptanz unumstößlicher Gegebenheiten kommen und aus der vorliegenden Situation das Beste machen können.

Aphasie ist ein komplexes Phänomen, das viele Dimensionen umfasst. Neben Sprache, Kommunikation und Teilhabe sind es die zahlreichen psychosozialen Folgen, die Betroffene und Angehörige gleichermaßen betreffen.

Aus den genannten Gründen ist es klar, dass Aphasie ein komplexes Phänomen ist, das sowohl Betroffene wie auch Angehörige trifft. Abb. 2 fasst die wesentlichen Dimensionen der Aphasie noch einmal zusammen.

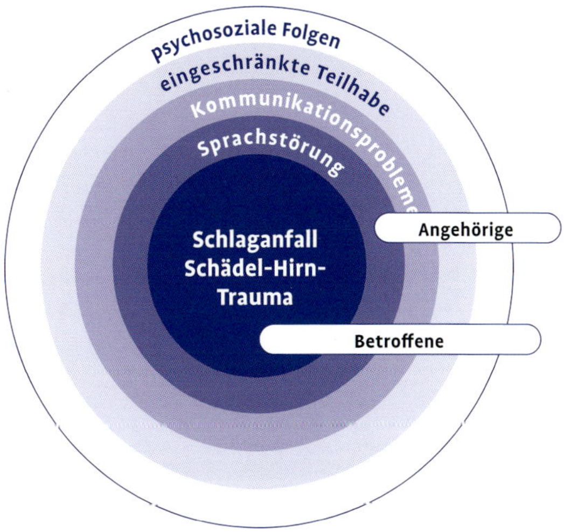

Abb. 2: Dimensionen der Aphasie

Der vorliegende Ratgeber soll den Leserinnen und Lesern grundlegende Informationen zu den Problemen vermitteln, die in Zusammenhang mit einer Aphasie auftreten. Zusätzlich gibt er auch Hinweise, wie man mit der schwierigen Situation besser umgehen kann, in der sich Betroffene, Angehörige und auch Fachleute befinden. Nicht zuletzt werden Kommunikationsstrategien und Hilfestellungen beschrieben, mit denen die Kommunikation mit den aphasischen Menschen erleichtert wird, sodass alle Beteiligten möglichst verständlich miteinander kommunizieren können.

An dieser Stelle muss noch betont werden, dass der Ratgeber mit der Absicht geschrieben wurde, den Leserinnen und Lesern auch zu vermitteln, dass mit der Aphasie keineswegs alles vorbei ist. Für manche ist die Aphasie sogar eine Chance!

Am Ende des Ratgebers finden Sie noch die Rubriken „Nützliche Adressen“ und „Literaturhinweise“.

Ich war damals deprimiert und frustriert. Aber ich habe erlebt, dass es anders werden kann.
Ulrike Steinhöfel, Betroffene, Bremen

Ich trauere nicht um mein Leben vor dem Schlaganfall. Jetzt lebe ich bewusster, gesünder, zufriedener.
Bruno Klee, Betroffener, Nürnberg

Sprachliche Symptome der Aphasie

Menschen mit einer Aphasie weisen typischerweise mehrere sprachliche Symptome auf (Individualsyndrom). Die Symptome haben unterschiedliche Schweregrade. Niemand weist jedoch alle in der Folge genannten Symptome auf.

Im Folgenden werden die rein sprachlichen Symptome, die bei einer Aphasie auftreten können, etwas genauer beschrieben. Die Einteilung der Symptome folgt den betroffenen Bereichen: Sprechen, Verstehen, Schreiben, Lesen. Den größten Teil der Darstellung nehmen die Symptome des Sprechens in der freien Rede ein, denn diese Symptome sind sehr auffallend und man bemerkt sie als Erstes.

Sprechen/Freie Rede

Ich lebte mit klarem Bewusstsein – ohne Sprache. Die Gedanken waren da, nur war ich völlig unfähig zu sprechen.
Helmut Glogau, Betroffener, Leipzig

Angehörige und Freunde erkennen die sprachlichen Probleme eines Betroffenen meist sehr schnell. Sie sollten aber auch wissen, dass die aphasischen Personen sehr wohl wissen, was sie ausdrücken möchten. Das Problem der Menschen mit Aphasie ist die Umsetzung der Gedanken in gesprochene Sprache.

Menschen mit einer Aphasie wissen, was sie sagen möchten. Sie haben ganz normale Gedanken und Redeabsichten. Die Umsetzung der Gedanken in Sprache gelingt jedoch nicht oder nicht richtig.

Die **aphasischen Symptome in der freien Rede** sind ganz unterschiedlicher Natur. Dazu zählen:

- Wortfindungsstörungen
- Suchverhalten
- Falsche Wörter (semantische Paraphasien)
- Völlig unverständliche Redeweise (Jargon)
- Unvollständige, entstellte oder verschränkte Sätze
- Stockender Redefluss
- Überhöhte Sprechgeschwindigkeit
- Sprachautomatismen, Stereotypien, Redefloskeln
- Echolalie
- Perseveration
- Automatisierte Sprache

> *Im Kopf konnte ich meine Worte alle noch formulieren. Ich konnte sie aber nicht mehr aussprechen. Dabei war ich doch vollkommen klar bei Verstand.*
>
> Alexander Leipold, ehemalige Profiringer, heute Trainer und Motivationscoach

Der Begriff **Wortfindungsstörungen** macht schon deutlich, worum es geht. Der Mensch mit Aphasie weiß, was er sagen will, kommt aber im Moment des Sprechens nicht auf das Wort. Gibt man den Anfangslaut vor, kann das Wort oft problemlos ausgesprochen werden. Manche Betroffene zeigen auch **Suchverhalten**, mit dem offensichtlich wird, was ihr Problem ist. Ein Beispiel für erfolgreiches **Suchverhalten** ist das folgende, das dem Schriftsteller Heinrich Böll zugeschrieben wird, der einen leichten Schlaganfall erlitten hatte. Böll versucht, den Namen seiner Frau zu sagen: *„Otto, Motte, Flotte, Charlotte, Garotte, Flotte, Lieselotte!“*
Von seinen Wortfindungsstörungen berichtet auch Wolfgang Niedecken, der Frontmann der Kölner Rockband BAP. *„Ich hatte große Wortfindungsschwierigkeiten, wenn ich mich hochdeutsch unterhalten habe. Aber sobald jemand mit mir Kölsch sprach, war alles da.“* Dank einer intensiven Sprachtherapie stand Niedecken ein halbes Jahr nach seinem Schlaganfall wieder auf der Bühne.

Häufig sagen Menschen mit Aphasie Wörter, die in Form (Lautgestalt) oder Inhalt (Bedeutung) vom beabsichtigten Wort abweichen. Das kann beispielsweise bedeuten, dass das Wort eine **abweichende Lautgestalt** hat (*„Apfel“* wird zu *„Papfel“*). Einzelne Laute werden vertauscht, ausgelassen oder hinzugefügt. Die andere Art Fehler ist, dass das Wort eine **falsche Bedeutung** aufweist (*„Gib‘ mir mal das Hemd“* statt *„Hose“*), obwohl noch eine gewisse Ähnlichkeit in der Bedeutung besteht. Man kann sich vorstellen, dass es beim Zuhörer für Verwirrung sorgt, wenn solche falschen Wörter verwendet werden. Bedenken sollte man immer, dass nicht absichtlich falsche Wörter gebraucht werden! Oft bemerken die Betroffenen den eigenen Fehler gar nicht.

In manchen Fällen ist das Gesprochene eine neue Lautkette, die es so in der Muttersprache nicht gibt (sog. Neologismus), wie beispielsweise „wukentis“, bei der der Zuhörer keinerlei Hinweis hat, was die aphasische Person eigentlich sagen will. Manchmal entsteht auch eine originelle **Wortneuschöpfung** wie „Kaltschrank“ für „Kühlschrank“. Im Folgenden sind Beispiele aufgelistet, in denen abweichende Wörter und Äußerungen produziert worden sind. Das angestrebte Wort war immer „Tisch“:

„Tisch“ →	Stuhl, Schrank, Bett	(bedeutungsähnlich)
	fisch, dusch, tusch	(lautähnlich)
	zum Essen, eckig oder rund	(beschreibend)
	kröch	(neologistisch)

Eine merkwürdige Erscheinung ist der sogenannte **Jargon**. In diesem Falle produziert der Sprecher eine Kette von unverständlichen Äußerungen, die für den Zuhörer nur sehr wenig oder gar keinen Sinn machen. Die Unverständlichkeit kann zwei unterschiedliche Ursachen haben: Zum einen werden viele Neologismen (Wortneuschöpfungen) verwendet, zum anderen werden richtige Wörter in sinnloser Weise verbunden. Beispiele für Jargon[1] sind:

- „Ich habe ihn auch, gefoikels da wahsel der erste weikentis buks“
- „Das ist immer die Sache, die Sache is des, gell, weil wir ja immer an der Sache sind, gell, das is halt die Sache“

Neben den Wörtern sind auch Sätze und längere Texte bei Aphasie betroffen. Oft können Sätze nicht beendet werden und unvollständige Sätze oder **Satzabbrüche** sind die Folge. Manchmal werden nur noch kurze Ein- und Zweiwortsätze produziert oder es werden unvollständige Sätze geäußert. Letzteres nennt man **Agrammatismus**. In anderen Fällen werden unterschiedliche Sätze miteinander verflochten **(Paragrammatismus)**. Natürlich kommen manchmal falsch gewählte Wörter dazu. Beispiele für Satzproduktionen des angestrebten Satzes „Die Frau putzt (wäscht) die Kanne“ sind:

- „Die Frau äh die Frau“
- „Frau“
- „waschen“
- „Kanne waschen“
- „die Frau macht ... gibt diese Kaffeetasse ... ne ... nicht gibt ... abwaschen!“
- „eine Frau putzt die Kanne wird geputzt“

Der **Redefluss** kann auf zweierlei Weise verändert sein. Zum einen sprechen viele Betroffene verlangsamt, abgehackt und zögernd. Zum anderen kann es auch vorkommen, dass Menschen mit Aphasie scheinbar ununterbrochen und mit normaler oder sogar überhöhter Sprechgeschwindigkeit sprechen. Überhöhte Sprechgeschwindigkeit geht oft mit der Erscheinung des Jargons einher: Die Betroffenen reden sehr viel und schnell, und man versteht nur sehr wenig oder gar nichts. Natürlich gibt es individuelle Variationen in der Sprechgeschwindigkeit, sodass vor allem der Unterschied zur Sprechgeschwindigkeit vor der Erkrankung ausschlaggebend ist.

---

1 Ein auditives Beispiel für einen Jargon finden Sie im Internet unter www.brauer-logopaedie.de

Eine schwer zu verstehende aphasische Fehlleistung sind **Sprachautomatismen**. Dabei handelt es sich um zwanghafte Wiederholungen von gleichbleibenden Silben, Wörtern oder Sätzen. Den Betroffenen ist dieses Verhalten nicht bewusst und sie können es nicht abstellen. In extremen Fällen kann ein Betroffener den Namen des nächsten Angehörigen nicht mehr nennen und seine verbliebene Sprachproduktion besteht nur noch aus ein und demselben Sprachautomatismus[2], der dann auch noch ein Schimpfwort sein kann.

> *Ich brachte nur noch ‚bababa' heraus. Herr Wolf kam ins Haus und begrüßte mich, Grüß Gott Herr Gottlob', als Antwort bekam er ein ‚bababa'.*
>
> Max-Peter Gottlob, Betroffener, Altdorf

Auch Sprachgesunde gebrauchen **Stereotypien** und **Redefloskeln**, wenn sie kommunizieren. Bei aphasischen Personen kann es der Fall sein, dass diese Stereotypien und Redefloskeln mit überhöhter Häufigkeit verwendet werden.

Echolalie bezeichnet ein Verhalten, bei dem Betroffene das ihnen Vorgesagte in identischer oder zumindest sehr ähnlicher Weise wiederholen. Bei häufigem Auftreten von Echolalien ist die Kommunikation recht eingeschränkt. Das Problem wird deutlich, wenn auf die Frage *„Möchtest du Kaffee oder Tee?"* mit *„Kaffee oder Tee"* geantwortet wird.

Mit **Perseveration** bezeichnet man das Hängenbleiben an vorher geäußerten Redeteilen. Im Unterschied zu Sprachautomatismen, die immer gleich bleiben, zeigen sich Perseverationen immer in neuer Gestalt, je nachdem, in welchem Kontext sie auftreten. Im folgenden Beispiel geht es darum, Bildkarten zu benennen. Ab dem zweiten Wort perseveriert der Betroffene:

1. Bild:	HUND	→	„Hund"
2. Bild:	KATZE	→	„Katze"
3. Bild:	ELEFANT	→	„Katze"
4. Bild:	ENTE	→	„Katze"

Zum Abschluss sei noch auf ein Phänomen hingewiesen, das Angehörige immer wieder überrascht: die **automatisierte Sprache**. Menschen mit Aphasie sind oft in der Lage, Sätze, Äußerungen und Texte, die quasi automatisch abgerufen werden – Grußformeln, Liedtexte, Gebete, aber auch Flüche – fehlerfrei oder fast normal zu produzieren. Diese automatisierte Sprache wird quasi ohne Sprachverarbeitung produziert. Das zeigt zum einen, dass der

2 Ein auditives Beispiel für Sprachautomatismen finden Sie im Internet unter www.brauer-logopaedie.de

Sprechvorgang an sich intakt ist, aber auch, wo das Problem liegt: nämlich in der bewussten Auswahl von Wörtern und deren Kombination zu einer intendierten sprachlichen Äußerung.

Es ist offensichtlich, dass man in seinem Ausdrucksvermögen eingeschränkt ist, wenn man einige der oben genannten sprachlichen Symptome aufweist. Missverständnisse lassen sich dann kaum vermeiden.

Verstehen

Aphasische Personen haben auch Probleme, gesprochene Sprache zu verstehen.

Interessanterweise bleiben Störungen im Verstehen von Sprache oft von den Angehörigen unbemerkt oder sie werden in der Schwere unterschätzt. Der Grund dafür ist, dass man Verstehen nicht so direkt beobachten kann wie das Produzieren von Sprache. Wir wissen in der Regel nicht, ob diejenigen, mit denen wir sprechen, auch wirklich verstehen, was wir ihnen mitteilen. Wenn aphasische Menschen zudem eine Strategie entwickelt haben, positive Rückmeldungen zu geben (durch Nicken, „Ja", „Mhmm" etc.), um möglichst unauffällig an der Kommunikation teilnehmen zu können, dann nehmen die Gesprächspartner oft an, sie seien verstanden worden. Dies ist zwar nachvollziehbar, ändert aber nichts daran, dass der aphasische Zuhörer oft nicht verstanden hat, was zu ihm gesagt wurde.

Der Eindruck eines noch gut erhaltenen Sprachverstehens entsteht, weil die Betroffenen aufgrund ihrer erhaltenen Intelligenz und ihres sozialen Wissens in der Lage sind, viele Äußerungen in der Situation und im Kontext zu interpretieren, selbst wenn sie die gesprochenen Wörter oder Sätze nicht verstehen. Was Situationsverständnis bedeutet, wird an folgendem Beispiel deutlich. Wenn mir in Griechenland jemand die Hand gibt und dazu *„Kali mera"* sagt, interpretiere ich, dass er *„Guten Tag"* gesagt hat. Sagt dagegen ein Pole *„Jak się masz?"* zu mir, während wir am Tisch sitzen und essen, werde ich vermutlich verstehen *„Schmeckt es dir?"* Tatsächlich bedeuten diese polnischen Worte aber: *„Wie geht es dir?"*

Das Situationsverstehen ist bei Menschen mit Aphasie meist besser als das Sprachverstehen.

In der Sprachtherapie werden heute Computerprogramme eingesetzt, die das Verstehen von Sprache auch in kommunikativen Kontexten üben. Abb. 3 und 4 stammen aus dem digitalen Therapieprogramm „neolexon Aphasie", das im Rahmen der Sprachtherapie, aber auch beim häuslichen Üben eingesetzt wird (s. a. S. 81 unter Sprachtherapie).

Die Probleme beim **Verstehen von Wörtern** kann man gut mit einer Aufgabe zu Abb. 3 verdeutlichen. Die Aufgabe ist, das Bild zu zeigen, das zu dem vorgesprochenen Wort „Cappuccino" passt. Hat ein aphasischer Kommunikationspartner Schwierigkeiten auf der Bedeutungsebene, zeigt er möglicherweise den Kakao oder den Apfelsaft, weil ihm dieser besser schmeckt. In einer realen Kommunikationssituation würde es ein großes Missverständnis geben, wenn der gesunde Kommunikationspartner einen Cappuccino anbietet, der aphasische Kommunikationspartner jedoch Apfelsaft versteht und sich wundert, dass er statt des gewünschten Apfelsafts einen Cappuccino erhält.

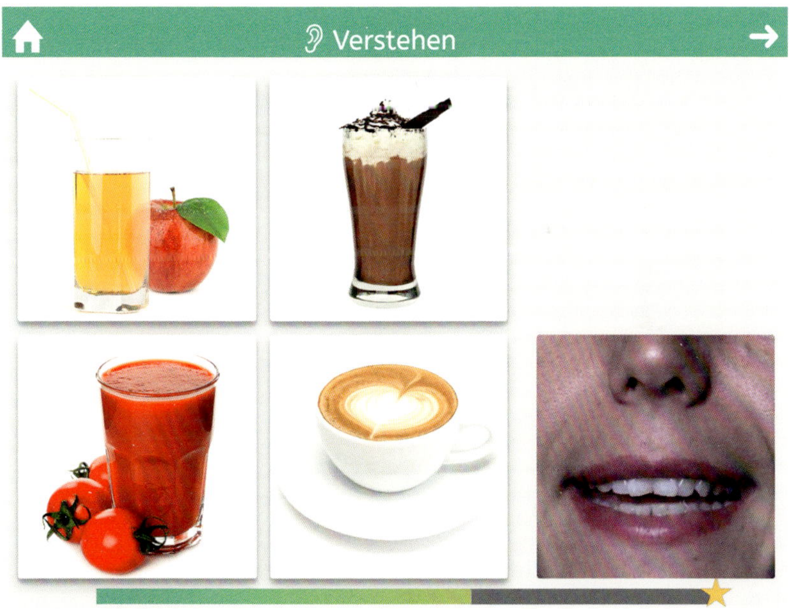

Abb. 3: Verstehen von Wörtern. Aus: neolexon © Limedix GmbH

Auf **Satzebene** kann man (auch als Sprachgesunder) viele Äußerungen verstehen, indem man einfach die Bedeutung der wichtigsten Wörter erfasst („Schlüsselwort-Strategie"). Beispielsweise kann man den Satz *„Die Frau wandert in den Bergen"* dem richtigen Bild in Abb. 4 zuordnen, auch wenn man nur die Wörter *„Frau"* und *„wandert"* versteht. Versteht man dagegen nur die Wörter *„Frau“* und *„Bergen“* könnten in der Aufgabe auch weitere Bilder infrage kommen. An diesem Beispiel wird deutlich, dass man Sätze mit der Schlüsselwort-Strategie durchaus richtig verstehen kann, vorausgesetzt der Situationszusammenhang ist eindeutig.

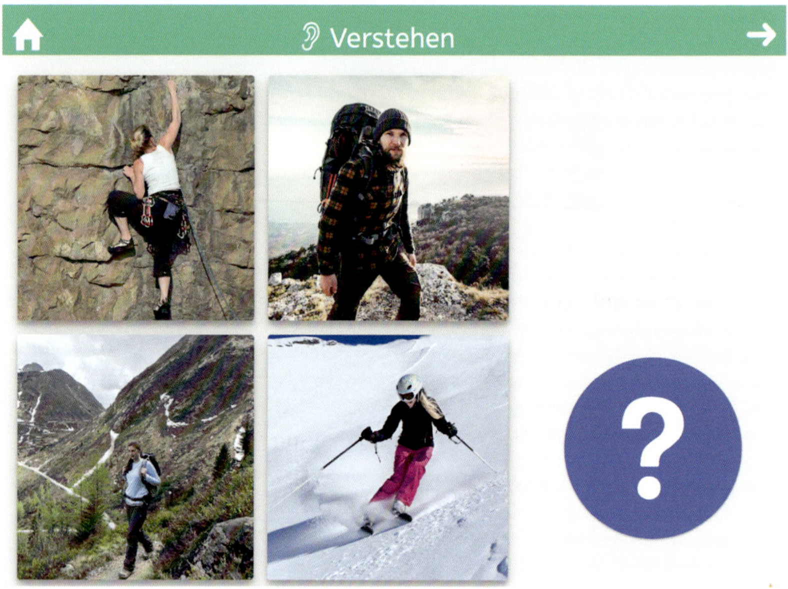

Abb. 4: Verstehen von Sätzen – Schlüsselwort-Strategie.
Aus: neolexon © Limedix GmbH

Wie schwierig oder gar unmöglich das Verstehen von Sätzen wird, wenn man die Schlüsselwort-Strategie nicht mehr anwenden kann, zeigt das Beispiel in Abb. 5. Bei dieser Aufgabe aus dem Therapieprogramm „Everyday Life Activities (ELA)“ müssen die passenden Sätze zum Bild zugeordnet werden. Nur mit den Schlüsselwörtern *„Mann, Frau, Blume, geben“* ist die Aufgabe nicht zu lösen. Man muss auch die grammatikalischen Strukturen verstehen können. Eine digitale Version des ELA Materials ist für 2022 angekündigt.

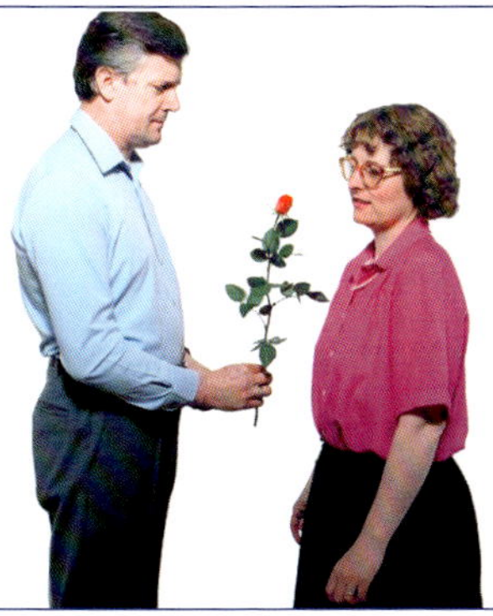

0869

Der Mann gibt der Frau eine Blume.
Der Frau gibt der Mann eine Blume.
Eine Blume gibt der Mann der Frau.
Die Blume wird der Frau vom Mann gegeben.
Der Frau wird die Blume vom Mann gegeben.
Vom Mann wird der Frau die Blume gegeben.
Vom Mann wird die Blume der Frau gegeben.

Abb. 5: Satzbeurteilungsaufgabe

Beachten muss man unbedingt, dass Menschen mit Aphasie häufig die selbst produzierte Sprache nicht richtig verstehen, ohne es selbst zu bemerken. Eigene sprachliche Fehler werden somit oft nicht erkannt. Anders wäre auch nicht zu verstehen, dass manche über einen langen Zeitraum immer wieder ausschließlich Automatismen wie „da, da, da" oder „uti, uti, uti" produzieren, ohne dass sie frustriert ihre Sprechversuche komplett einstellen. Aphasische Menschen sind dagegen meist davon überzeugt, korrekt gesprochen zu haben, da ihre Gedanken ja richtig funktionieren. Würde man sie mit ihren eigenen sprachlichen Fehlleistungen konfrontieren, wären sie zutiefst erschüttert und frustriert.

Da aphasische Menschen jedoch Situationen oder Kontexte meist richtig einschätzen, können sie oft ein eingeschränktes Sprachverstehen kompensieren. Dennoch sollte man sich als Angehörige immer vergewissern, ob die kommunikativen Inhalte richtig verstanden wurden.

Schreiben

Die Schriftsprache ist bei Aphasie in ähnlicher Weise wie die Sprache gestört.

Die Probleme beim Schreiben gleichen den Schwierigkeiten beim Sprechen. Wörter werden falsch geschrieben: Einzelne oder mehrere Buchstaben werden vertauscht, ausgelassen oder hinzugefügt. Manchmal wird auch geschrieben, wie man spricht (z. B. Schpruch statt Spruch).

Ich versuchte zu schreiben. Es wurde nur ein Strich. Ein verwackelter obendrein.
H. Gutmann, Betroffener, Bremen

Manchmal werden Wörter zwar richtig geschrieben, aber der Betroffene meinte eigentlich ein ganz anderes Wort, das er schreiben wollte (Haare statt Bart). Auch Wortneuschöpfungen können auftreten (Schmidtlichkeit statt Herr Schmidt).

Auf der Ebene der Sätze können grammatische Fehler auftreten. Ein Betroffener will schreiben: „Ich hatte einen Schlaganfall und bin ins Krankenhaus gekommen." Er realisiert jedoch: „Ich Schlaganfall. Krankenhaus." Das bezeichnet man als **Agrammatismus.** Ein anderer Betroffener realisiert den Satz so: „Ich hatte einen Schlaganfall und bin mit Schlaganfall in Krankenhaus mit Schlaganfall." Diese Veränderung der Grammatik wird als **Paragrammatismus** bezeichnet.

Beim Schreiben ist zu beachten, dass Menschen mit einer Aphasie nach einem linksseitigen Schlaganfall oft auch eine Lähmung der rechten Körperhälfte, insbesondere des Arms und der Hand haben (Erläuterungen S. 56), also der Hand, mit der sie normalerweise schreiben. Aus diesem Grund weigern sich manche Rechtshänder zu schreiben, weil sie mit der linken Hand schreiben müssten. Ein Einsatz der nicht betroffenen Hand sollte aber zumindest vorübergehend versucht werden, auch wenn die Schrift dann ungelenk aussieht. Prinzipiell ist jedoch eine „schlechte" oder „unleserliche" Schrift infolge der ungewohnten Schreibweise mit der „falschen" Hand von Fehlern zu unterscheiden, die aufgrund der Aphasie entstehen. Ist das Schreiben im Vergleich zu den anderen sprachlichen Leistungen deutlich schwerer betroffen, spricht man auch von **Agraphie.**

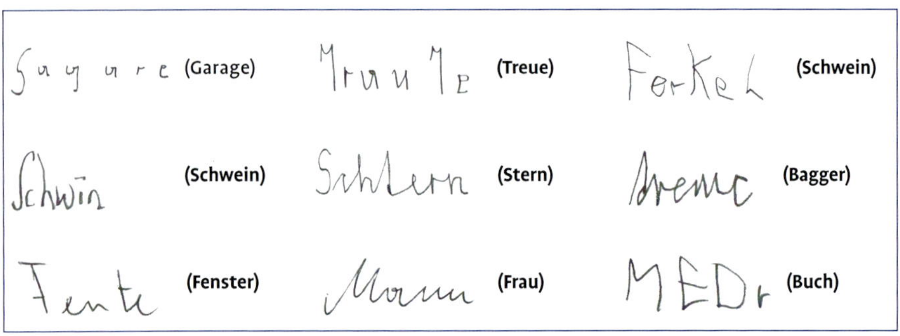

Abb. 6: Aphasische Schreibfehler (Wortebene)

Lesen

Lautes Vorlesen und leises Lesen sowie das Verstehen von Geschriebenem sind bei Aphasie meist ebenfalls beeinträchtigt.

Beim „Lesen“ muss man zwischen lautem und leisem Lesen sowie Verstehen von Gelesenem unterscheiden. Diese Leistungen erfordern nämlich unterschiedliche Fähigkeiten. Sie können auch getrennt voneinander gestört oder einzeln erhalten sein. Mit anderen Worten, wenn jemand einen Satz oder Text leise liest oder laut vorlesen kann, heißt das noch lange nicht, dass er den Satz oder Text auch versteht. Umgekehrt kann es sein, dass eine Person gar nicht oder nur fehlerhaft vorlesen kann, sie aber sehr wohl in der Lage ist, den Satz oder den Text zu verstehen.

Die Fehler beim Vorlesen ähneln denen beim Sprechen. Buchstaben oder Wörter werden ausgelassen oder hinzugefügt, das Lesen kann abgehackt oder stark verlangsamt sein. Auch das Lesesinnverstehen ist in ähnlicher Weise wie beim Verstehen gesprochener Sprache gestört. Hinzu kommt beim Verstehen geschriebener Texte noch die Informationsmenge, die der Leser bewältigen muss. So ist es manchem Leser mit Aphasie vielleicht noch möglich, kurze, mit Bildern illustrierte Texte aus der Tageszeitung zu verstehen, während er einen mehrseitigen Artikel aus dem „Spiegel“ oder der „Süddeutschen Zeitung“ nicht mehr aufnehmen kann. Wie schwer das Verstehen eines gelesenen Textes sein kann, können Sie selbst ausprobieren. Lesen Sie den Text in Abb. 7 durch. Versuchen Sie dann, die zwei wesentlichen Aussagen des Textes wiederzugeben. Vermutlich werden Sie zwar alle Wörter kennen, aber irgendwann den Faden verlieren und nicht mehr wissen, worum es im Text eigentlich geht. Verstärkt wird das Problem in diesem Text durch ähnlich aussehende Wörter, die aber Unterschiedliches bedeuten.

Ich nahm den „Weser Kurier“ zur Hand und wusste gerade noch, dass das Schwarze die Buchstaben waren.

H. Gutmann, Betroffener, Bremen

Bitte lesen Sie:
So wie es manchmal zweckmäßig sein kann, die Druckformatvorlage eines Dokumentes durch Kopieren der Druckformatvorlage aus einer Dokumentvorlage zu aktualisieren, kann es manchmal zweckmäßig sein, die Druckformatvorlage in einer Dokumentvorlage durch Kopieren der Druckformate eines Dokuments zu aktualisieren. Beispielsweise ändern Sie bei der Bearbeitung eines auf einer Dokumentvorlage basierenden Dokumentes mehrere Druckformatdefinitionen oder fügen neue Druckformate hinzu. Indem Sie die Druckformatvorlage des Dokuments mit der Druckformatvorlage verbinden, können Sie die Druckformatvorlage der Dokumentvorlage aktualisieren. Wenn Sie die Druckformatvorlage eines Dokumentes mit der Druckformatvorlage einer Dokumentvorlage verbinden, ersetzen die Druckformatdefinitionen des Dokuments die gleichnamigen Druckformatdefinitionen der Dokumentvorlage. Sämtliche Druckformate in der Druckformatvorlage des Dokuments, die nicht in der Druckformatvorlage der Dokumentvorlage enthalten sind, werden dieser hinzugefügt. (Aus: Handbuch WORD für Windows)

Abb. 7: Selbsterfahrung Lesesinnverstehen

Die Fülle an Informationen, die ein „simpler" Bericht über ein Fußballspiel enthält, kann schon eine Überforderung sein. Ein Beispiel bietet Abb. 8. Der Fußballverein, um den es in dem kurzen Text geht, wird zunächst als die „Dortmunder", dann als der „BVB", als „Bundesliga-Zweiter" und zuletzt als „Revierclub" bezeichnet. Um den Text zu verstehen, müssen Sie sowohl den inhaltlichen Bezug der Bezeichnungen kennen als auch beim Lesen in Gedanken vorhalten, dass immer der gleiche Verein gemeint ist.

Auch der Rekordsieg über den Gruppenletzten konnte den Frust der Dortmunder über das vor zwei Wochen besiegelte Aus in der Königsklasse nicht vertreiben – nie zuvor hatte der BVB zuvor höher in der Champions League gewonnen. Anders als in den vergangenen Jahren muss der Bundesliga-Zweite diesmal mit einem Platz in der Europa League vorliebnehmen. „Für uns ging es darum, Selbstvertrauen zurückzugewinnen", sagte der Mannschaftskapitän des Revierclubs.

Abb. 8: Selbsterfahrung Lesesinnverstehen

Vielleicht können Sie jetzt ein wenig nachvollziehen, welche Probleme ein Mensch mit Aphasie hat, wenn er Texte lesen und verstehen soll.

Ist das Lesen im Vergleich zu den anderen sprachlichen Leistungen deutlich schwerer betroffen, spricht man auch von einer Alexie.

Zusammenfassung:

Aphasische Symptome betreffen alle Bereiche der Sprache: Sprechen, Verstehen, Lesen und Schreiben. Der Schweregrad der einzelnen Symptome variiert. Typischerweise weist jeder Betroffene mehrere Symptome auf. Dabei sind die sprachlichen Stärken und Schwächen individuell unterschiedlich ausgeprägt. Jeder aphasische Mensch hat sein individuelles Störungsmuster. Man spricht deshalb auch vom Individualsyndrom.

| Kommunikation und Sprache bei Aphasie

Aphasische Personen können oft besser kommunizieren als sprechen.

Angehörige realisieren schnell, dass ihre aphasischen Partner besser kommunizieren als sprechen können. Um dieses Phänomen besser zu verstehen, soll jetzt die Beziehung zwischen Kommunikation und Sprache etwas erläutert werden.
Man kann Sprache und ihre Störung unter verschiedenen Aspekten betrachten. Beispielhaft wollen wir dazu die Sprachstruktur und die Funktion der Sprache näher beschreiben.

Sprache

Sprachstruktur	Funktion
Laute	Wissenserwerb
Wortformen	Kulturvermittlung
Wortbedeutung	Kommunikation
Grammatik	
Regeln	

Abb. 9: Sichtweisen auf Sprache

Jede Sprache auf der Welt hat eine eigene Sprachstruktur mit vielen Regeln:
- Welche Laute gibt es?
- Welche Laute können zu einem Wort zusammengesetzt werden?
- Welche Bedeutung(en) hat ein Wort?
- Wie werden die Wörter zu einem Satz zusammengesetzt?
- Wie wird beim Sprechen die Stimme eingesetzt, damit eine Frage oder ein Aussagesatz entsteht? U.v.m.

Als Sprachgesunde können wir unendlich viele Aussagen bilden. Wir machen dies mittels der Wörter unserer Muttersprache und der Regeln, mit denen wir Wörter flektieren (laufen – läuft – gelaufen), zusammensetzen (les-bar, ess-bar, unhalt-bar) und zu Phrasen und Sätzen kombinieren. Normalerweise denken wir darüber nicht weiter nach. Die menschliche Sprachverarbeitung läuft unbewusst ab und wir haben unsere Sprache mit allen Wörtern und Regeln einfach zur Verfügung. Bei Menschen mit einer Aphasie ist dies nicht mehr der Fall. Sie haben Probleme, die richtigen Laute für ein Wort zusammenzustellen, die richtigen Wörter im richtigen Moment abzurufen und sie zu Phrasen und Sätzen zu kombinieren.

Neben der Struktur hat Sprache aber auch **Funktionen.** Für uns Menschen ist Sprache ein Mittel, die Welt zu ordnen und unser Wissen, unsere Kultur weiterzugeben. Spracherwerb ist immer auch verbunden mit Wissens- und Kulturerwerb.

Die für unser Thema wichtige Funktion von Sprache ist die der Kommunikation. Wenn wir uns sprachlich äußern, dann machen wir das nicht für uns, sondern mit bzw. für andere Menschen. Wir verfolgen dann bestimmte Ziele. Wir möchten informieren, bitten, drohen, anbieten, fordern, befehlen, andeuten, Freundschaften pflegen, Beziehungen erhalten, beenden oder anfangen und so weiter. Eine intakte Sprachstruktur ermöglicht uns die Kommunikation.

Wenn man von einer Aphasie betroffen ist, wenn die Sprachstruktur geschädigt ist, dann ist als Folge daraus auch die Funktion der Sprache, die Kommunikation, beeinträchtigt.

> *Mein Mann hat gelernt, in hervorragender Weise Gestik und Zeichen zur sprachlichen Unterstützung einzusetzen, sodass er sich mitteilen kann, nicht nur engen Familienangehörigen gegenüber, sondern auch Fremden gegenüber.*
> Erika Pullwitt, Angehörige, Düsseldorf

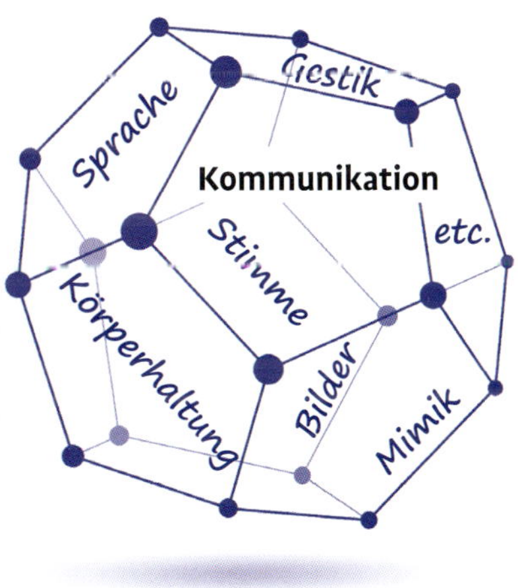

Abb. 10: Kommunikation ist mehrdimensional

Menschliche Kommunikation ist zwar überwiegend auf Sprache und sprachliche Mittel angewiesen, aber auch andere Aspekte sind für Kommunikation wichtig: **Stimme, Körperhaltung, Gestik und Mimik** übermitteln ebenfalls wichtige Inhalte. Diese Möglichkeiten können auch Menschen mit einer Aphasie noch nutzen. Denn bei Aphasie liegt eine Störung der Sprachstruktur vor. Die weiteren Möglichkeiten der Kommunikation stehen meist noch zur Verfügung. Nicht wenige Betroffene versuchen daher, ihre sprachlichen Probleme mit nicht-sprachlichen Mitteln zu kompensieren.

Auch in der logopädischen Therapie werden bei schweren Störungen nonverbale Mittel eingesetzt, um schwer Betroffenen noch einen Weg zur Kommunikation zu eröffnen (s. Abb. 11).

So ist zu erklären, dass Menschen mit Aphasie oft besser kommunizieren als sprechen können. Sie drücken Kommunikationsinhalte über Zeigen, Mimik, Intonation der Stimme aus. Dabei unterstützt sie ein gutes Situationsverständnis. Aber auch die beste nonverbale Kommunikation macht eine Sprachstörung leider nicht wett. Und sobald komplexere sprachliche Inhalte vermittelt werden sollen, werden die durch die Aphasie bedingten Kommunikationsprobleme umso deutlicher.

Das zentrale Problem bei Aphasie ist die Kommunikationsbeeinträchtigung als Folge der Sprachstörung.

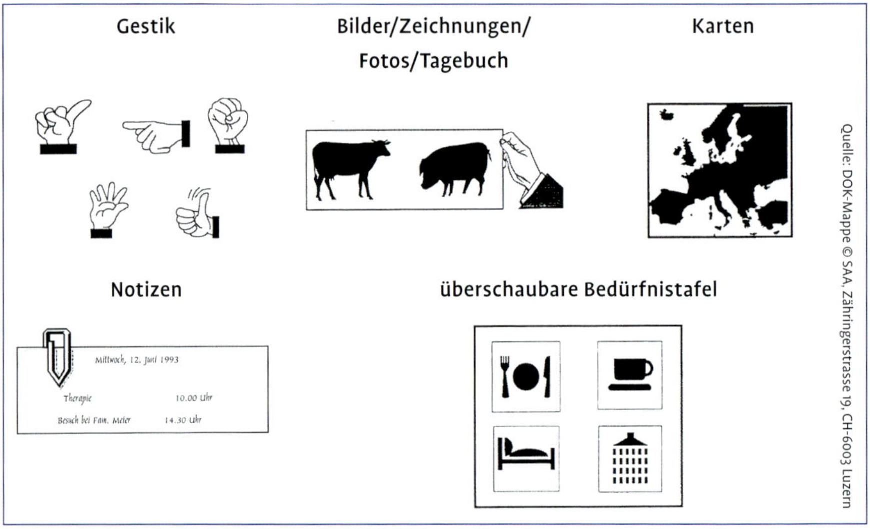

Abb. 11: Kommunikationsunterstützende Mittel

Das Problem ist für die Betroffenen sehr frustrierend, denn sie haben ja immer noch ganz normale Redeabsichten. Sie sind aber nicht mehr in der Lage, ihre Wünsche, Ansichten und Meinungen in der gewohnten Weise zu vermitteln.

> *Am schlimmsten sind unsere Hemmungen draußen im Alltag.*
> Else Zerhusen (68) und Annegret Nierbisch (46), Betroffene

Die Schwere der sprachlichen Symptome entscheidet keineswegs allein darüber, wie erfolgreich jemand kommunizieren kann. So ist es beispielsweise möglich, dass Menschen mit einer leichteren Aphasie in einer therapeutischen Situation recht gut kommunizieren können, in der Öffentlichkeit aber kein einziges Wort herausbekommen. Gründe dafür können Unsicherheit und Schamgefühl sein, aber auch der Zeitdruck, schnell die richtigen Wörter für die Kommunikation zu finden. Menschen mit schwerer Aphasie können häufig noch erstaunlich gut kommunizieren und ihre Wünsche vermitteln, wobei die gesunden Kommunikationspartner sich dann auf die eingeschränkten sprachlichen Fähigkeiten stark einstellen. An diesen Beobachtungen kann man erkennen, dass Sprache und Kommunikation nicht deckungsgleich sind.

Kommunikation läuft immer zwischen zwei oder mehreren Menschen ab. Deshalb ist durch eine Aphasie nicht nur der primär Erkrankte, sondern auch der Kommunikationspartner betroffen.

Aphasie betrifft auch die sprachgesunden Kommunikationspartner.

Wenn in einer Kommunikation ein Teilnehmer nur eingeschränkte Ausdrucksmöglichkeiten hat und zudem einen Teil des zu ihm Gesagten nicht versteht, hat auch sein Kommunikationspartner ein Kommunikationsproblem!
Denn auch dieser kann sich nicht verständlich machen und auch er versteht das ihm Mitgeteilte nur zum Teil.
So stellt eine Aphasie alle an der Kommunikation Beteiligten vor ein Problem. Die sprachgesunden Kommunikationspartner müssen sich überlegen, wie sie die Kommunikation „aphasiefreundlich" und damit effektiver gestalten können. Kommunizieren ist ein gemeinschaftlicher Prozess, und der alte Spruch *„Das Ergebnis ist mehr als die Summe der Einzelteile"* gilt auch hier.

Wir verstanden sie nicht richtig, und es gab viele Missverständnisse.
E. Kay, Angehörige

Im Kopf konnte ich meine Worte alle noch formulieren. Ich konnte sie aber nicht mehr aussprechen. Dabei war ich doch vollkommen klar bei Verstand.
Alexander Leipold, ehemaliger Profiringer, heute Trainer und Motivationscoach

Gemeinsam kommt man weiter als allein!

Es ist daher sinnvoll, sich über Kommunikationsstrategien Gedanken zu machen. Im folgenden Abschnitt sollen einige grundlegende Kommunikationsstrategien vorgestellt werden.

| Kommunikationsstrategien

Kommunikation ist ein gemeinschaftlicher, kooperativer Prozess, an dem alle Kommunikationsteilnehmer gemeinsam arbeiten müssen. Bei Aphasie ist es besonders wichtig, dass alle kooperativ und gemeinsam agieren, um eine möglichst erfolgreiche Kommunikation zu erreichen.

Menschen mit einer Aphasie sind mehr als andere auf kooperative Kommunikationspartner angewiesen. Im Folgenden werden einige grundlegende Verhaltensweisen beschrieben, die das Kommunizieren für und mit aphasischen Menschen erleichtern.

Die **Kommunikationsstrategien** kann man in drei Bereiche teilen: der Angehörige als Mitmensch, der Angehörige als Sprecher und der Angehörige als Zuhörer.

Der Angehörige als Mitmensch

Im ersten Bereich geht es weniger um konkrete Kommunikationsregeln als um eine Grundhaltung, die man sinnvollerweise gegenüber den Betroffenen einnehmen sollte. Der Angehörige als Mitmensch sollte für die Kommunikation die folgenden Grundregeln beachten:

- Respektieren Sie Menschen mit Aphasie
- Verhalten Sie sich normal
- Aphasische Menschen sind keine Kinder
- Aphasische Menschen sind erwachsene Menschen
- Aphasische Menschen sind nicht geistig behindert
- Sprechen Sie nicht für den aphasischen Menschen
- Nehmen Sie dem Menschen mit Aphasie nicht das „Wort“ weg
- Korrigieren Sie nicht

Mit „Respektieren“ ist gemeint, dass Menschen mit Aphasie den gleichen Respekt verdienen, den man ihnen auch vor der Erkrankung entgegengebracht hat. Sie nehmen noch immer aktiv am Leben teil, haben eine normale Entscheidungsfähigkeit und sie haben auch eine Geschichte – Erfahrungen und Weltwissen werden durch eine Aphasie ja nicht gelöscht! Beziehen Sie sie in Entscheidungsfindungen des Alltags (Essen, Fernsehprogramm, Einladungen etc.) mit ein. Selbst wenn sich aphasische Menschen nicht mehr in der gewohnten Weise ausdrücken können, haben sie doch Wünsche, Vorlieben und Bedürfnisse. Diese sollte man genauso respektieren wie vor der Erkrankung. Holen Sie die Meinung des aphasischen Partners ein, wann immer es geht!

In vielen Situationen des Alltags könnte man zwar für den Betroffenen entscheiden („Heute gehst du zum Friseur!"), aber es ist durchaus auch möglich, den Betroffenen in die Entscheidungsfindung mit einzubeziehen oder ihm die Entscheidung völlig zu überlassen.

Zu häufig werden in familiären und auch in professionellen Kontexten (wie z. B. in Krankenhäusern oder Pflegeheimen) den Menschen mit Aphasie gegenüber Verhaltensweisen benutzt, wie man sie gegenüber Kindern und Unmündigen gebraucht. Man entscheidet für die Betroffenen, handelt über ihren Kopf hinweg und lässt sie spüren, dass man sie nicht als vollwertige Mitglieder der Familie bzw. der Gesellschaft ansieht. Allzu oft wird von den reduzierten aphasischen Ausdrucksmöglichkeiten auf Retardierung, Geisteskrankheit oder geistige Behinderung geschlossen. In der Folge werden sie dann wie kleine Kinder oder Haustiere angesprochen. Das ist Unsinn! Menschen mit Aphasie sind nicht dumm! Sie sind keine Kinder, sondern Erwachsene wie die Sprachgesunden. Der Unterschied ist einfach, dass es Menschen mit Sprachstörungen sind. Niemand würde einen nicht Deutsch sprechenden Menschen (z. B. einen Kanadier) automatisch als geistig behindert betrachten!

Wir sind ganz normale Menschen.
Else Zerhusen (68) und Annegret Nierbisch (46), Betroffene

Fassungslos habe ich ihn in den letzten Jahren nur immer dann erlebt, wenn jemand an seinem Verstand zweifelt, und wenn er sprachlich übergangen wird. Ich denke, das kennen alle Aphasiker. Auch ich habe erst lernen müssen, dass Aphasiker logisch denken.
Erika Pullwitt, Angehörige, Düsseldorf

Viele ‚normale' Menschen glauben, dass wir Aphasiker nicht ganz normal sind, und das wollen wir hier einmal richtig stellen. Inzwischen wissen wir beide, was eine Aphasie ist, nur die meisten Menschen wissen nichts darüber.
Else Zerhusen (68) und Annegret Nierbisch (46), Betroffene

Oft wird aus guten Motiven auf den aphasischen Kommunikationspartner besondere Rücksicht genommen. Man meint es gut, übertreibt es aber leicht mit der Fürsorge. Zwar ist es sinnvoll, die Betroffenen vor unnötiger Aufregung und Ärger zu schützen, doch wird Selbstständigkeit nur dann gefördert, wenn sie auch gefordert und der notwendige Freiraum gelassen wird. Beispielsweise können Menschen mit Aphasie durchaus auch einmal alleine bleiben, wenn medizinisch keine Einwände bestehen. Manche Betroffene legen sogar Wert darauf, einmal etwas alleine zu unternehmen! Verhalten Sie sich ganz normal, so wie Sie es auch vor der Erkrankung getan hätten.

Das gilt im Besonderen auch für die Kommunikation. Angehörige neigen dazu, die Sprecherrolle für die Betroffenen zu übernehmen. Ein Beispiel: Ein Bekannter fragt die aphasische Person, was sie am Wochenende unternommen hat, der Angehörige springt „helfend" ein und beantwortet die Frage für den Betroffenen. So positiv dieses Helfen auch gemeint ist – man möchte ja einfach nur eine Frage beantworten, die der Betroffene möglicherweise nur mit Schwierigkeiten beantworten kann –, es nimmt dem Betroffenen die Möglichkeit, ein kommunikatives Erfolgserlebnis zu haben. Leider bilden sich so auch rasch neue Kommunikationsstrategien heraus. Der Betroffene erwartet möglicherweise zukünftig immer, dass die Angehörigen die Sprecherrolle für ihn übernehmen. Er versucht also gar nicht mehr, sich selbstständig zu äußern.

Er empfand es als demütigend, wenn seine Besucher seine Frau fragten: „Wie geht es ihm heute?"

Über einen Betroffenen

Durch die Übernahme der Sprecherrolle durch die Angehörigen wird zudem indirekt und unwillentlich die Botschaft ausgesandt, dass man dem Menschen mit Aphasie nichts mehr zutraut. Diese Botschaft wird aber sehr wohl verstanden! Am Ende sprechen dann oft nur noch die Sprachgesunden miteinander für und auch über den Betroffenen und der von Aphasie Betroffene ist von der Kommunikation ausgeschlossen. Kommunikation ist so zwar einfacher und funktioniert schneller, aber es ist der falsche Weg für alle Beteiligten. Die Unabhängigkeit des von Aphasie Betroffenen muss allen rehabilitativen und helfenden Bemühungen übergeordnet sein.

Das eingeschränkte Sprachvermögen bei Aphasie führt häufig dazu, dass Sprachgesunde die Gesprächsführung übernehmen. Menschen mit Aphasie sprechen meist sehr langsam, suchen nach Worten und machen längere Pausen. Längere Pausen in einem Redebeitrag sind für Sprachgesunde normalerweise das Signal, dass sie selbst das Wort ergreifen dürfen oder sollen. Längere Pausen werden zudem in vielen Kontexten als „peinliche Pausen" empfunden, die man als Sprachgesunder schnell überbrücken möchte.

Aphasische Menschen benötigen mehr Zeit für die Kommunikation.

Man darf als Angehöriger nicht ungeduldig werden, wenn der Betroffene längere Pausen macht, mühsam nach Worten ringt, sich falsch ausdrückt oder nur Fragmente äußert. Lassen Sie den aphasischen Menschen Zeit, nehmen Sie ihnen das „Wort" nicht weg, und Sie werden staunen, was alles noch ausgedrückt werden kann!

Man kann das eben Gesagte folgendermaßen zusammenfassen:

Kommunizieren Sie **mit** und nicht **für** den von Aphasie Betroffenen!

Im deutschsprachigen Raum neigen wir dazu, grammatikalische Fehler oder Fehler bei der Aussprache unseres Kommunikationspartners zu korrigieren. Diese Korrekturen beziehen sich auf die strukturelle Seite der Sprache, z. B. auf den richtigen Gebrauch des Artikels oder auf die richtige Satzstellung (s. o.). Sehr häufig zu beobachten ist dieses Phänomen, wenn eine muttersprachlich Deutsch sprechende Person mit einem Menschen spricht, dessen Muttersprache nicht Deutsch ist. Korrigieren kann man aber meist nur, wenn man die inhaltliche Seite der Mitteilung, also den kommunikativen Inhalt, bereits verstanden hat. Sonst könnte man ja nicht korrigieren! Für die Kommunikation unter Menschen ist aber primär nicht die Form der Sprache, sondern ihre Funktion wichtig. Wenn ich den Inhalt der Mitteilung verstanden habe, ist das Ziel der Kommunikation bereits erreicht. Das gilt genauso für die Kommunikation mit einem aphasischen Menschen. Es macht wenig Sinn, den sprachlichen Ausdruck zu korrigieren. Auch hier gilt: Wenn man genug Informationen für eine Korrektur hat, dann hat man den aphasischen Kommunikationspartner ja schon verstanden, und damit ist das kommunikative Ziel bereits erreicht. Man sollte immer den Inhalt der Gesprächsmitteilung und nicht die Form beachten. Systematische Korrekturarbeit ist Aufgabe der Sprachtherapie und nicht die der Angehörigen! Aber auch in der Sprachtherapie sollten die kommunikativen Aspekte der Sprache deutlich über den formalen stehen.

Den Inhalt der Mitteilung verstehen, nicht die Form korrigieren!

Der Angehörige als Sprecher

Als sprachgesunder Kommunikationspartner kann man durch Beachtung einfacher Regeln dazu beitragen, dass der aphasische Mensch das zu ihm Gesagte leichter versteht. In der folgenden Übersicht sind wesentliche Sprecherstrategien zusammengefasst.

- Minimieren Sie die Hintergrundgeräusche
- Wecken Sie die Aufmerksamkeit
- Setzen Sie Hinweissignale
- Erzeugen Sie Blickkontakt
- Sprechen Sie langsam, klar und deutlich
- Betonen Sie wichtige Wörter

- Äußern Sie sich kurz und eindeutig
- Verwenden Sie einfachen Satzbau (aber keine Babysprache!)
- Wiederholen Sie wichtige Aussagen und Wörter
- Setzen Sie Gestik und Mimik ein
- Legen Sie Pausen zwischen die Äußerungen
- Führen Sie keine abrupten Themenwechsel durch
- Führen Sie Verständnis sichernde Maßnahmen durch
- Achten Sie auf Zeichen der aphasischen Personen

Menschen mit Erkrankungen des Gehirns haben Schwierigkeiten, mehrere Dinge gleichzeitig zu verarbeiten und dabei wichtige von unwichtigen Informationen zu trennen (s. a. *Störung der Exekutiven Funktionen*, S. 60). Eine erste einfache, aber sehr effektive Sprecherstrategie ist deshalb, Hintergrundgeräusche zu minimieren. Dies kann bedeuten, dass man vor dem Gespräch den Fernseher oder das Radio ausschalten oder die Fenster schließen muss. Bei größeren Gruppen muss man dafür sorgen, dass immer nur einer spricht und nicht mehrere Personen gleichzeitig. So kann sich der aphasische Mensch besser auf die gesprochenen Äußerungen konzentrieren und wird nicht abgelenkt. Welche Anstrengung das bedeutet, kann man als Sprachgesunder ein bisschen nachvollziehen, wenn man in einer Gaststätte mit lautem Geräuschpegel als Ortsfremder mit einer Gruppe Dialekt sprechender Menschen kommuniziert. Auch für Sprachgesunde wird es dann schwierig, alle Informationen eines Gesprächs aufzunehmen.

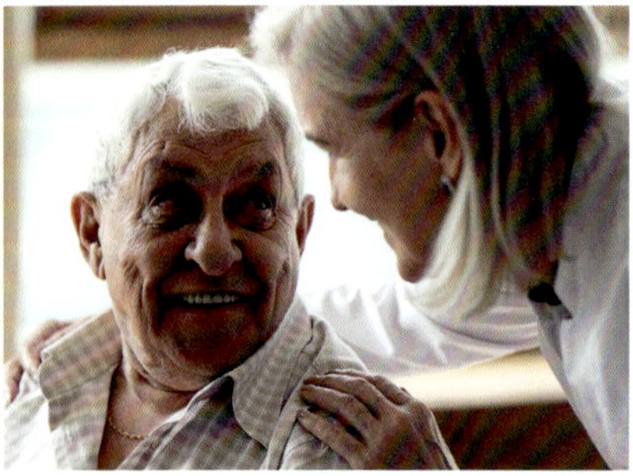

Abb. 12: Blickkontakt ist wichtig!

Zu Beginn einer Kommunikation muss man die Aufmerksamkeit des Kommunikationspartners wecken. Das Ansprechen mit dem Namen (z. B. *„Peter, hör mal!“*) ist ein Hinweissignal für den aphasischen Menschen, seine Aufmerksamkeit auf das startende Gespräch zu richten. Meist wird dann auch sofort **Blickkontakt** aufgenommen und die angesprochene Person erhält zusätzlich mimische und gestische Informationen, die das Verständnis der gesprochenen Sprache unterstützen.

Äußerungen sollten kurz und eindeutig sein. Sprechen Sie nicht zu schnell, betonen Sie wichtige Wörter und Inhalte, reduzieren Sie Nebensätze und verwenden Sie möglichst keine Passivformen. Vermeiden Sie unbedingt „Babysprache“! Das ist für den Angesprochenen entwürdigend. Es ist aber keine Schande, wenn man Wichtiges wiederholt. Mit jeder Wiederholung steigen die Chancen für den Angesprochenen, dass er versteht, was ihm mitgeteilt wird.

Nutzen Sie den Einsatz von Gestik und Mimik zur Unterstützung des Sprachverständnisses. Wir sehen, ob jemand freudig, traurig, eindringlich, erfreut mit uns spricht, es erleichtert uns das Verständnis. Manche Inhalte sind auch für Sprachgesunde leichter von „Angesicht zu Angesicht" zu klären als im Telefonat oder gar in schriftlicher Form. Das gilt umso mehr für Menschen mit Aphasie. Sie nutzen Mimik und Gestik verstärkt als Unterstützung, um gesprochene Sprache zu verstehen.
Setzen Sie Pausen zwischen einzelnen Äußerungen. Ermöglichen Sie dem aphasischen Zuhörer, die einzelnen Aussagen besser zu verarbeiten. Zeigen Sie an, wenn Sie das Thema wechseln (*„Jetzt was anderes!"*). Das Anzeigen von Themenwechseln ist wichtig, denn abrupte Themenwechsel führen oft zu Verwirrung und Missverständnissen, weil der aphasische Mensch plötzlich nicht mehr weiß, worum es eigentlich geht.

Ich habe ihnen damals erklärt, sie sollen langsam sprechen, aber nicht mit mir reden wie mit einem Doofen.

Günter Brendle, Betroffener, Vach

Es gibt Leute, die behandeln einen Aphasiker als Baby. Nur – wir sind keine Kinder!

Else Zerhusen (68) und Annegret Nierbisch (46), Betroffene

Zentrale Bedeutung haben sogenannte **Verständnis sichernde Maßnahmen.** Fragen Sie nach und überprüfen Sie, ob die wesentlichen Aussagen angekommen sind (*„Hast du verstanden?", „Hast du den Termin?"* etc.). Das empfiehlt sich bei sprachgesunden wie bei aphasischen Personen!
Achten Sie darauf, ob die aphasischen Gesprächspartner **Zeichen des Verstehens oder Nicht-Verstehens** geben. Bei Nicht-Verstehen können Sie die Aussage wiederholen, eventuell anders formulieren oder die Quelle des Nicht-Verstehens klären. Bei Zeichen des Verstehens (Nicken, „Ja" etc.) sollten Sie bedenken, dass diese Zeichen nicht unbedingt heißen, dass der Angesprochene Sie tatsächlich verstanden hat.
Schauen Sie Ihrem Kommunikationspartner während des Gesprächs in die Augen. Dann werden Sie schnell bemerken, wenn er sie nicht versteht.

Der Angehörige als Hörer

Zuletzt seien noch die **Hörerstrategien** genannt. Dies sind Verhaltensweisen, die man als Zuhörer anwenden kann, um den aphasischen Sprecher dabei zu unterstützen, seine kommunikativen Ziele zu erreichen. Eine Zusammenfassung:

- Lassen Sie dem Sprechenden Zeit
- Haben Sie Geduld
- Versichern Sie sich, ob Sie die Aussage richtig verstanden haben
- Bieten Sie Hilfe an
- Achten Sie auf den Inhalt und nicht auf die Form der Sprachäußerung

Lassen Sie Menschen mit Aphasie für ihre Redebeiträge genügend Zeit. Der Suchprozess nach den richtigen Wörtern ist langsamer, Wortfindungsschwierigkeiten verzögern die Informationsübermittlung und der Aufbau von Satzstrukturen benötigt mehr Zeit oder ist nur fragmentarisch. Haben Sie als Sprachgesunder Geduld!

Außenstehende haben kaum Zeit. Sie sprechen zu schnell und oftmals undeutlich. Außerdem sollen sie uns nicht ins Wort fallen und uns nicht so schnell verbessern.

Else Zerhusen (68) und Annegret Nierbisch (46), Betroffene

Noch einmal: Haben Sie Geduld! Drängen Sie sich nicht in jede Gesprächspause, wenn der Betroffene nichts sagt, weil er gerade nach den richtigen Wörtern sucht. Aphasische Menschen sind oft in der Lage, viel mehr auszudrücken, wenn man ihnen genügend Zeit lässt!

Natürlich können Sie den aphasischen Personen Hilfe anbieten, um die Suchprozesse zu erleichtern. Die Hilfen sind oft auch gleichzeitig Verständnis sichernde Maßnahmen. Man kann Rückfragen stellen *(„Du meinst Herrn Becker?")* oder kann sich verstandene Aussagen bestätigen lassen *(„Der Termin ist morgen um 9 Uhr?")*. Günstig sind Ja/Nein-Fragen, bei denen der Gefragte nur mit *„Ja"* oder *„Nein"* (bzw. Nicken/Kopfschütteln) antworten kann.

Wenn die aphasische Sprachproduktion durch **Perseverationen** (ungewollte Wiederholungen von einzelnen Wörtern oder Silben) beeinträchtigt wird, kann es helfen, den Sprecher abzulenken. Dadurch wird die Perseveration gestoppt und der Betroffene kann einen neuen Versuch starten, sich mitzuteilen.

Achten Sie auf die Funktion, den Inhalt und die Absicht einer Äußerung und weniger auf die grammatikalisch korrekte Form. Wenn Sie eine Äußerung nicht verstehen, überlegen Sie, in welcher Situation und in welchem Zusammenhang die Äußerung getätigt wird.

Die gerade beschriebenen Kommunikationsstrategien erleichtern die Kommunikation zwischen aphasischen und sprachgesunden Menschen. Wenn Sie es nicht schon bereits tun, versuchen Sie, diese Strategien anzuwenden.

Rehabilitationskliniken und Aphasiezentren bieten regelmäßig Angehörigenseminare an, die auch speziell auf die Kommunikation eingehen. Fragen Sie in den Kliniken und Aphasiezentren nach.

Psycho-soziale Folgen der Aphasie

Aphasie ist eine Katastrophe für die Betroffenen, sie ändert meist von einem auf den anderen Moment das gesamte Leben. Sie hat typischerweise für die Betroffenen und für ihre Angehörigen enorme psycho-soziale Folgen. Die Veränderungen betreffen das Berufsleben, das soziale Leben, die Familie, die Psyche und möglicherweise auch den finanziellen Status.

Eine chronische Aphasie hat häufig enorme Folgen, die weit über die Einschränkung der Kommunikation hinausreichen, aber ursächlich durch die Sprach- und Kommunikationsstörung bedingt sind. Die Bewältigung der unterschiedlichen Problembereiche ist ein schwieriger Prozess. Leider hat man mit dem aphasischen Partner gerade den Gesprächspartner verloren, mit dem man die Probleme eigentlich besprochen hätte! So belastet die Aphasie die Partnerschaft noch zusätzlich.

Die wesentlichen Bereiche werden im Folgenden kurz dargestellt:

- Berufliche Veränderungen
- Soziale Veränderungen
- Familiäre Veränderungen
- Psychische Veränderungen

Berufliche Veränderungen

Für die meisten Berufe muss man heute Sprechen, Schreiben und Lesen können. Gute Kommunikationsfähigkeit ist vielfach die Basis einer erfolgreichen beruflichen Tätigkeit. Für viele aphasische Menschen, die bei Eintritt ihrer Erkrankung noch voll im Berufsleben standen, ist es deshalb außerordentlich schwer oder gar unmöglich, wieder erwerbstätig zu werden. Viele verlieren ihren Arbeitsplatz und werden vorzeitig berentet. Dadurch wird oftmals der gesamte Lebensplan über den Haufen geworfen. Finanzielle Rahmenbedingungen verändern sich, typischerweise hat man weniger Geld zur Verfügung. Unter Umständen müssen die gesunden Lebenspartner wieder ins Berufsleben einsteigen.

Als ich aus der Narkose erwachte, war ich halbseitig gelähmt. Ich konnte nicht mehr sprechen, lesen, schreiben. Mit einem Satz: Rentnerin.
Gunda Niermann, Betroffene, Brockum

Für jüngere Menschen mit Aphasie, die möglicherweise noch am Anfang ihres Berufslebens stehen, ergibt sich die Frage einer beruflichen Neu-Orientierung. Arbeitsämter, Krankenkassen, Versicherungen und Rentenversicherungsträger können zum Teil Umschulungsmaßnahmen oder berufliche Erprobungen unterstützen und/oder finanzieren. Hier ist es wichtig, geduldig und hartnäckig nachzufragen und nicht bei der ersten ablehnenden Auskunft aufzugeben. Manch ein Sachbearbeiter hört das Wort Aphasie zum ersten Mal und hat überhaupt keine Vorstellung, um was es geht.

Krankengeld wird in Deutschland bis zu 78 Wochen gezahlt (Sozialgesetzbuch V, § 48). Danach ist zu prüfen, ob man einen Rentenantrag stellen möchte und vorübergehend oder dauerhaft berentet wird. Eine Rente ist dann möglich, wenn eine berufliche Rehabilitation und Wiedereingliederung ins Berufsleben nicht mehr möglich scheint. Der Antrag muss an den jeweiligen **Rentenversicherungsträger** gerichtet werden. Eine Erwerbsunfähigkeitsrente (EU-Rente) wird bewilligt, wenn der Antragsteller auf nicht absehbare Zeit nicht mehr regelmäßig arbeiten kann. Berufsunfähig (BU-Rente) ist, wer gegenüber einem Gesunden weniger als 50 Prozent an Arbeitsleistung erbringt. Für Pensionäre, Rentner und Personen im Ruhestand ändert sich an Pension und Rente nichts.

Informieren Sie sich bei Verbänden, Sozialarbeitern, Krankenkassen, Rentenversicherungsträgern über Rechte und Möglichkeiten, die Betroffene und Angehörige haben.

Bei der Informationsbeschaffung und den Formalitäten – beispielsweise bei den Rentenversicherungsträgern – sind Angehörige eine wichtige Hilfe. Machen Sie sich kundig und scheuen Sie nicht den Bürokraten-Dschungel, der allzu oft den Weg zu berechtigten Ansprüchen undurchsichtig macht. Unterstützung erhält man auch von Sozialarbeiter:innen, die bei Kommunen oder kirchlichen Trägern angestellt sind.

Eine berufliche Rehabilitation für Menschen mit Aphasie ist nicht leicht, aber in so manchen Fällen doch möglich. Das Heidelberger Aphasie Modell (HAM) unterstützt bei der Suche nach einem geeigneten Beruf, bietet berufliche Neuorientierung, Ausbildungen oder auch Bewerbertrainings im Rahmen eines vier- bis sechswöchigen Aufenthaltes an. Ein medizinisches, therapeutisches, sozialpädagogisches Team berät und sucht mit den Betroffenen nach neuen beruflichen Betätigungsfeldern.

Soziale Beziehungen

Auch die sozialen Beziehungen und die Möglichkeiten der Freizeitgestaltung verändern sich durch die Aphasie. Freunde, die nach Eintritt der Erkrankung noch einen Besuch abgestattet haben, bleiben aus, wenn klar wird, dass der Betroffene chronisch an einer Aphasie leidet und nicht mehr in der gewohnten Weise kommunizieren kann. Soziale Aktivitäten (Freizeitgestaltung, Hobbys, Urlaub) werden meist schlagartig reduziert oder können gar nicht mehr durchgeführt werden. Soziale Isolation unterschiedlichen Ausmaßes ist oft die logische Folge. Die Möglichkeiten, neue soziale Kontakte zu knüpfen, sind erheblich eingeschränkt. Und die oftmals eher abgelehnte Abhängigkeit von Dritten steigt stark an.

Informieren Sie Angehörige, Freunde und Bekannte über Aphasie.

Jetzt kommt auf die sprachgesunden Angehörigen eine wichtige Aufgabe zu. Sie müssen die sozialen Kontakte aktiv aufrechterhalten, sie müssen Freunde und Bekannte über Aphasie aufklären, denn möglicherweise sind sie zuvor noch nie einem Menschen mit Aphasie begegnet und sind von den geänderten Anforderungen an die Kommunikation schlicht überfordert. So meiden sie in der Folge den Kontakt. Angehörige können durch gezielte Information (z.B. über Kommunikationsstrategien) die Berührungsängste abbauen. Dazu müssen sie mit der Erkrankung unbedingt offen umgehen. Eine Möglichkeit, neue soziale Kontakte zu knüpfen, bietet die Teilnahme an einer Selbsthilfegruppe (s. Kap. *Selbsthilfe*). Diese Gruppen gibt es in Deutschland, der Schweiz und in Österreich. Sie eröffnen die Möglichkeit, neue Menschen kennenzulernen, die überwiegend bereits selbst Erfahrungen im Umgang mit Aphasie haben. Außerdem bieten die meisten Gruppen auch ein vielfältiges soziales Programm an.

Die Eltern sind überfordert, Freunde gehen, verabschieden sich, ziehen sich zurück, Bekannte zeigen sich über meine Krankheitssymptome schockiert.

Ulrike Steinhöfel, Betroffene, Bremen

Er ist lebensfroh, optimistisch und voller Energie, er unternimmt Dinge allein und ist froh, mich im Straßenverkehr nicht mehr zu benötigen.

Erika Pullwitt, Angehörige, Düsseldorf

Eingeschränkte Mobilität ist ein Problem für viele Betroffene, vor allem wenn sie zusätzliche motorische Einschränkungen, z.B. infolge einer Halbseitenlähmung, haben. Nur noch langsam gehen zu können oder auf den Rollstuhl angewiesen zu sein, bedeutet aber noch lange nicht, dass man nirgendwo mehr hinkommt oder nicht mehr reisen kann. Inzwischen haben bereits viele Reiseveranstalter spezielle Angebote für Menschen mit diversen Handicaps. Fragen Sie einfach in mehreren Reisebüros nach, oder suchen Sie im Internet gezielt nach behindertengerechten Urlaubsmöglichkeiten.

Ein schwieriges Thema ist für viele das Autofahren. Eine Aphasie ist zwar kein genereller Grund, nicht mehr selbst Auto zu fahren. Aber mögliche Begleiterscheinungen wie Lähmungen, Gesichtsfeldeinschränkungen, Verlangsamung, Alexie, Störung der Exekutiven Funktionen (s. *Mögliche Begleiterscheinungen bei Aphasie*) müssen bei der Entscheidung, sich wieder hinter das Steuer zu setzen, berücksichtigt werden. Sinnvoll ist, mit ein paar praktischen Fahrstunden in einer Fahrschule seine Fahrtauglichkeit zu testen. Viele Betroffene nehmen diese Herausforderung gerne an. Nähere Informationen bekommt man auch beim Bundesverband für die Rehabilitation der Aphasiker (s. Kap. *Hilfreiche Adressen*).

Andererseits kann man auch einmal überlegen, notwendige Fahrten zukünftig mit dem Taxi zu machen. Manche scheuen zwar die Kosten, doch rechnet man die Kosten eines Autos (Anschaffung, Unterhalt, Versicherungen etc.) in Ruhe durch, kann man zum gleichen Preis sehr viele Taxifahrten unternehmen. Auch die öffentlichen Verkehrsmittel sind Alternativen, die man mit einplanen kann.

Mit der Aphasie ist nicht das Ende aller Aktivitäten gekommen. Es gibt viele Alternativen und manche Betroffene begreifen die geänderte Situation sogar als Chance, Neues kennenzulernen.

Meine Frau hat alles übernommen, mein Leben völlig organisiert.
Günter Brendle, Betroffener, Vach

Aphasie bedeutet keineswegs das Ende aller Aktivitäten. Man sollte versuchen, neue Aktivitäten aufzunehmen oder an gewohnte anzuknüpfen. Selbst wenn es mühsamer wird, an bestimmte Orte zu gelangen, sollte man nicht darauf verzichten, beispielsweise ein Ausflugslokal aufzusuchen, in das man früher gerne gegangen ist. Überlegen Sie, was der Betroffene und Sie gemeinsam vor der Erkrankung gerne gemacht haben. Überlegen Sie in Ruhe, ob und wie sich diese Dinge wieder realisieren lassen. Manches wird schwieriger sein, aber vieles ist dennoch möglich!

In Abb. 13 sind Grundprinzipien zum Umgang mit Aphasie zusammengetragen. Lassen Sie sich von diesen Gedanken inspirieren!

Für manche Betroffene ist die Aphasie auch eine Chance, sich intensiver alten oder neuen Hobbys zu widmen. Musik hören, Malen und Töpfern, Briefmarken oder Münzen sammeln – es gibt viele Möglichkeiten! Man sollte in Ruhe überlegen, was man gerne machen möchte.

Freunde, Verwandte ziehen sich meist zurück, weil sie mit der neuen Situation (auch) nicht zurechtkommen.

Daher muss ihnen schon bei den ersten Besuchen erklärt werden, dass sie sich ganz normal, wie auch vor der Erkrankung, gegenüber dem Betroffenen verhalten können.

Die Störungen müssen erklärt werden. Was versteht der Betroffene? Was kann er wann und wie sagen oder zeigen?

Manchmal hilft auch ein kleiner Text, in dem die spezielle Sprachbehinderung erklärt und Verhalten für die Besucher empfohlen wird.

Es muss ziemlich bald wieder an vorherige bestehende Hobbys u. Ä. angeknüpft werden, oder neue (z. B. Gesellschaftsspiele, Kartenspiele) entwickelt werden. Für die Besucher (wie für die Betroffenen) sind Aktivitäten wichtig.

Wichtig sind auch neue gemeinsame Aktivitäten mit den Besuchern. Eine Spazierfahrt im Rolli oder ein gemeinsamer Spaziergang, ein Theater- oder Kinobesuch oder der Besuch einer Sportveranstaltung.

Der Anschluss in Selbsthilfegruppen und Sportgruppen für Behinderte fördert die Eigenaktivität und bringt neue soziale Kontakte.

Gespräche zwischen betroffenen Angehörigen, Aphasikerinnen und Aphasikern sowie den Besuchern dürfen nicht nur um die Krankheit oder die Behinderungen geführt werden.

Es darf nicht nur rückwärts geschaut und verlorenen Fähigkeiten nachgetrauert werden, vielmehr muss benannt werden, was schon wieder möglich ist.

Bleiben oder werden Sie großzügig im Umgang mit Freunden und Besuchern. Hören und achten Sie nicht spitzfindig auf Fehlfragen oder Antworten. Halten Sie Ihren Gästen zugute, dass diese Situation noch für sie fremd ist.

Erwarten Sie nicht, dass die Besucher über alle medizinischen und rehabilitativen Dinge so informiert sind, wie Sie es selbst mittlerweile gewohnt sind. Haben Sie viel Geduld!

Warten Sie nicht nur auf Besuch. Laden Sie einfach ein, oder laden Sie sich bei anderen ein. Denken Sie an kurze aber herzliche Besuche.

Wenn Sie Besuche nicht selbst tätigen können, bringen Sie sich über Telefon oder Kartengrüße einfach in Erinnerung.

Diese Aufzählung kann nicht vollständig sein und kann auch nicht einfach in allen Punkten umgesetzt werden, doch fangen Sie an – der Versuch lohnt sich!
Werner Dornieden, ehemaliger Geschäftsführer des Aphasie-Zentrum Josef Bergmann in Vechta

Abb. 13: Grundprinzipien des Umgangs

Veränderung der familiären Struktur

Aphasie wird oft als „Familienkrankheit" bezeichnet. Dieser Punkt wird im vorliegenden Ratgeber an verschiedenen Stellen thematisiert. An dieser Stelle geht es darum, dass sich besonders in Familien mit klassischem Rollenverständnis die familiären Rollen zwangsläufig ändern. Betroffene Männer leiden oft unter einem vermeintlichen Autoritätsverlust und ihnen fehlt die Anerkennung, die sie zuvor in und durch ihren Beruf erhalten haben. Partnerinnen müssen dann Dinge übernehmen, die vorher dem Mann vorbehalten waren: Bankgeschäfte, Behördenkontakte, Steuererklärung, alle Schriftwechsel usw.
Sind Frauen in klassischen Familienstrukturen betroffen, müssen die Ehemänner pflegerische, fürsorgende Aufgaben und die Pflichten im Haushalt übernehmen, die sie vorher nicht erfüllt haben. Wesentlich leichter gelingt das in Partnerschaften, in denen diese Aufgaben zuvor schon gemeinsam durchgeführt wurden.
Die von der Aphasie Betroffenen leiden unter den Einschränkungen der Selbstständigkeit und dem Verlust an Kompetenzen, die Angehörigen unter der zusätzlichen Verantwortung, die sie tragen müssen, und der Überlastung, der sie ausgesetzt sind.

Denken Sie gemeinsam über die neue Verteilung der Aufgaben nach und holen Sie sich Hilfe.

Die veränderten Rollen innerhalb der Familie erfordern ein gemeinschaftliches Vorgehen. Man muss zusammen überlegen, welche Aufgaben jeder Partner wahrnehmen kann, wo man gemeinsam aktiv wird und unbedingt auch, ob man sich für bestimmte Aufgaben Hilfe holt, z. B. von den Kindern oder auch von professionellen Dienstleistern. Aber wenn eine Aufgabe zugeteilt ist, sollte man sich nicht einmischen. Dazu ein Beispiel: Wenn der Betroffene die Aufgabe hat, die täglichen Einkäufe zu erledigen, sollte man dies auch im Bereich des Betroffenen lassen, selbst dann, wenn man selbst schneller wäre oder die Erstellung der Einkaufslisten für den Betroffenen sehr langwierig ist.

Ruhe finden heißt also gleichzeitig Verantwortung zu teilen, dem Partner wieder mehr Selbstständigkeit aufzuerlegen bzw. zuzubilligen.
Susanne Grether,
Aphasikerverband

Unbedingt sollte man seine Erwartungen an andere Personen, beispielsweise die eigenen Kinder, klar formulieren und aussprechen. Viele Menschen sind durch die Aphasie stark verunsichert und wissen nicht so recht, wie sie sich verhalten sollen. Außerdem sind die Ansichten darüber, wie man sich in bestimmten Situationen verhalten sollte, oft ganz verschieden. Auch hierzu ein Beispiel: Manche Eltern erwarten, dass die Kinder anbieten, sich um den Garten zu kümmern. Die Kinder würden es auch gerne machen, fragen aber nicht, weil sie meinen, dass die Eltern dann dächten, man würde ihnen den Garten wegnehmen wollen. So sind alle unzufrieden. Wenn man seine Erwartungen und Wünsche ausspricht, ist es für beide Seiten leichter.

Wenn die Konflikte innerhalb der Familie zu stark werden, sollte man sich unbedingt ärztliche oder psychologische Hilfe holen. Auch soziale Dienste der Kirchen und Gemeinden können mit ihren Beratungsangeboten weiterhelfen.

In Momenten, in denen ich alleine war, fühlte ich mich unglaublich verlassen. Ich wollte nicht mehr leben.

Ulrike Steinhöfel, Betroffene, Bremen

Psychische Veränderungen

Konzentrationsmangel, starke Reizbarkeit und Gefühlsschwankungen sind Veränderungen, unter denen Menschen mit neurologischen Erkrankungen oft leiden. Diese Aspekte sind im Kapitel *Begleiterscheinungen* näher beschrieben, in dem auch das Thema Persönlichkeitsveränderung aufgegriffen wird.

Eine zentrale Rolle im Umgang miteinander spielen depressive Verstimmungen und Depressionen, die bei Betroffenen und Angehörigen gleichermaßen auftreten können. Fachleute gehen davon aus, dass bis zu 50 % der Betroffenen und Angehörigen depressive Symptome zeigen. Zeichen von Depression sind Schlaflosigkeit, Energieverlust, Gefühl der Unfähigkeit, geringes Selbstwertgefühl, Selbstmitleid, herabgesetzte Leistungsfähigkeit, Interesselosigkeit, Unruhe, geringer Kommunikationswille, Pessimismus, Weinen, Selbstmordgedanken.

Betroffene und Angehörige leiden oft unter depressiven Erscheinungen. Bei längeren Phasen von Depression ist fachliche Unterstützung durch Ärzte und Psychologen erforderlich.

Depressionen können durch die Hirnschädigung organisch bedingt sein. Sie können aber auch eine Reaktion auf die veränderten Zustände sein (sog. reaktive Depression). Betroffene können beide Arten von Depressionen aufweisen, Angehörige nur die zweite Form.

Depressive Erscheinungen treten bei den von Aphasie Betroffenen gehäuft zu zwei Zeitpunkten auf: Erstens, wenn erkannt wird, welches Ausmaß die sprachlichen Probleme tatsächlich haben. Dies fällt oft mit dem ersten Reha-Aufenthalt zusammen, an dem eine systematische Bestandsaufnahme der eingeschränkten Leistungsfähigkeit der Betroffenen gemacht wird. Der zweite Zeitpunkt ist der Moment, an dem die Betroffenen aus der Ausnahmesituation Krankenhaus und Reha-Klinik nach Hause in den Alltag zurückkommen. Dann wird ihnen in vollem Umfang bewusst, dass ihr Leben sicherlich nicht mehr so sein wird wie früher. Mit anderen Worten: Wenn man erkennt, dass man langfristig oder dauerhaft sprachlich behindert sein wird und welche vielfachen Konsequenzen daraus für das alltägliche Leben entstehen.

> *Aber je mehr der Alltag sich wieder normalisiert, werden mir die Endgültigkeit der Sprachbehinderung und die Konsequenzen für das zukünftige Leben bewusst.*
>
> Martina Jentsch, Angehörige

Vorübergehende depressive Stimmungen kennen wohl alle Menschen. Wenn es sich aber um länger andauernde Phasen handelt, muss man unbedingt medizinische und psychologische Hilfe suchen. Depression ist nicht ein Zeichen persönlichen Versagens, das man mit sich selbst ausmachen muss, sondern eine Erkrankung, die medizinisch erfolgreich behandelt werden kann.

Falsche Vorstellungen von Aphasie

Sprachgesunde haben eine ganze Reihe falscher Vorstellungen von Aphasie, die sich leider hartnäckig halten. Man sollte lernen, dass:

- Aphasie keine isolierte Sprechstörung ist,
- Aphasie keine Denk- oder Geistesstörung ist,
- Aphasie kein Gedächtnis- oder Hörproblem ist.

Auch medizinisches Fachpersonal weiß über das Thema Aphasie oft zu wenig. Im Folgenden sollen deshalb die häufigsten Irrtümer besprochen und geradegerückt werden.

> *Wir Aphasiker sind keine Geisteskranken.*
> Rolf Looser, Betroffener
>
> *Wehrt Euch vehement dagegen, wenn Euch die Umwelt als geistig oder seelisch Kranke behandelt und Euch nicht ernst nimmt.*
> Rolf Looser, Betroffener

Aphasie ist keine isolierte Sprechstörung, die nur das Sprechen allein betrifft. Aphasie betrifft neben dem Sprechen leider auch das Verstehen, das Schreiben und das Lesen. Vor allem das Sprachverständnis wird durch Angehörige und teilweise auch durch medizinisches Fachpersonal als unbeeinträchtigt eingeschätzt oder als nur gering gestört wahrgenommen. Das liegt daran, dass die gesprochene Sprache der aphasischen Personen eben viel eher ins Auge fällt. Dagegen bemerkt man ein beeinträchtigtes Sprachverstehen kaum oder gar nicht. Aphasische Menschen geben oft auch zustimmendes Feedback (Rückmeldungen), so als ob sie alles verstanden hätten. Sie denken auch oft, den anderen verstanden zu haben. So wird zwar der natürliche Ablauf einer Interaktion aufrechterhalten, woran allen Beteiligten liegt, aber es führt auch leicht zu Missverständnissen. Auch schauen aphasische Personen fern, lesen Zeitungen, Illustrierte und Bücher. All das verstärkt den Eindruck des guten Verstehens gesprochener und geschriebener Sprache.

Wenn aphasische Menschen Sprache schlecht verstehen, glauben viele Kommunikationspartner, dass es sich um ein Problem des Hörens, also um Schwerhörigkeit handelt. Das ist aber nicht so. Lauteres Sprechen führt zu keiner Verbesserung des Sprachverständnisses. Die Verständnisprobleme bei Aphasie treten auch bei sehr gutem Gehör auf. Zwar können aphasische Menschen natürlich zusätzliche Probleme mit dem Hören haben, doch das Verständnisproblem ist davon unabhängig.

Aphasie ist keine Hörstörung, sondern eine Störung der Verarbeitung von Sprache.

Manche Menschen halten Aphasie für eine Störung des Denkens oder eine Intelligenzminderung. Die aphasische Sprache wird als Zeichen von Verwirrtheit, geistiger Behinderung oder psychischer Störung betrachtet. Dies ist nicht richtig! Eine Aphasie betrifft die Sprachverarbeitung, beraubt die Betroffenen der Möglichkeit, sich wie vor der Erkrankung auszudrücken oder alles zu verstehen, was zu ihnen gesagt wird. Doch das Denken, die Intelligenz und der Geist bleiben intakt. Aphasiker sind nicht ohne Grund rechtsfähig, dürfen wählen und können für sich selbst Entscheidungen treffen. Als Beispiel sei ein Immobilienmakler genannt, der durch einen Infarkt eine sehr schwere Aphasie erlitt, aber trotz Sprachstörung zusammen mit seiner Frau das Geschäft und insbesondere die Wertbeurteilung von Immobilien weiterführen konnte.

Ebenfalls weit verbreitet ist die Vorstellung, dass Aphasie ein Gedächtnisproblem ist. Viele glauben, dass aphasische Menschen einfach die Wörter vergessen hätten, und diese wie Vokabeln nur neu lernen müssten. Gegen das völlige Vergessen der Wörter spricht, dass Menschen mit Aphasie in manchen Situationen auf die Wörter oder Satzstrukturen zugreifen können, in anderen jedoch die Wortfindungsstörung wieder auftritt. Andererseits benötigt man für die Sprachverarbeitung natürlich auch Gedächtnisinhalte aus dem Altgedächtnis sowie das Arbeitsgedächtnis für den Zusammenbau von Wörtern zu Sätzen. Doch Gedächtnisprobleme, wie sie zum Beispiel im Rahmen einer Alzheimer Erkrankung auftreten, sind von der Sprachstörung völlig unabhängig. Gedächtnisprobleme können jedoch als Begleitstörung bei Aphasie durchaus auftreten (s. Kap. *Begleiterscheinungen*).

Ursachen der Aphasie

Die Ursachen einer Aphasie liegen im Gehirn bzw. in der Veränderung der normalen Arbeitsweise des Gehirns. Die häufigsten Ursachen dieser Veränderungen sind Schlaganfälle und Schädel-Hirn-Traumen.

Im Folgenden sollen zuerst einige grundlegende Aspekte über das Gehirn vermittelt werden. Im Anschluss daran werden die medizinischen Grundlagen zu Schlaganfällen und weiteren neurologischen Erkrankungen, die zu einer Aphasie führen können, dargestellt.

Das menschliche Gehirn

Unser Gehirn ist die **Steuerungszentrale** für unsere Bewegungen, unsere Wahrnehmung, unser Denken, unser Verhalten, zusammengefasst für unser gesamtes Menschsein und natürlich auch für unsere Sprache. Es ist ein sehr komplexes Gebilde, das aus unterschiedlichen Schichten und Teilen besteht (Abb. 14). Die äußere Schicht ist der Kortex (Großhirnrinde). Dieser ist in jeder Hirnhälfte des Gehirns zusätzlich in Lappen eingeteilt, die zum Teil durch die Zentralfurche (Sulcus centralis) und die seitliche Hirnfurche (Sulcus lateralis) abgegrenzt werden.

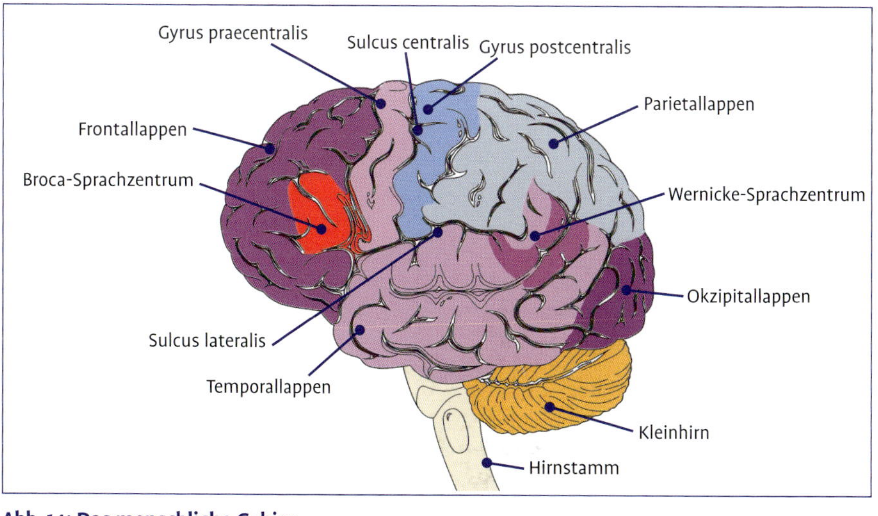

Abb. 14: Das menschliche Gehirn

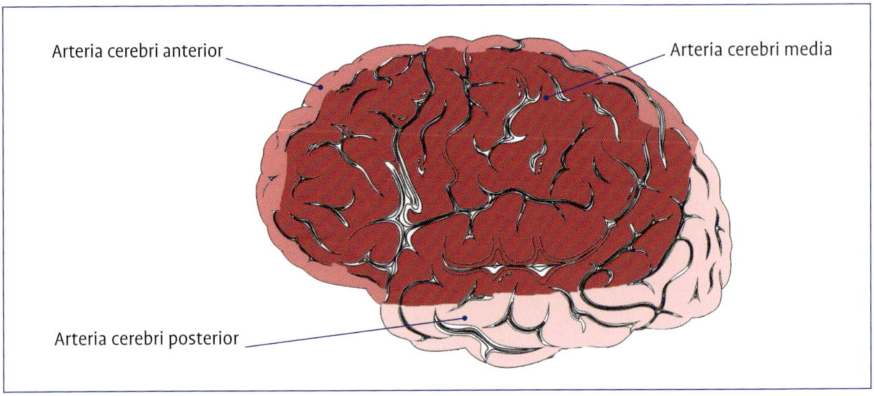

Abb. 15: Versorgungsgebiet der Arteria cerebri media (mittlere Hirnschlagader)

Für das reguläre Funktionieren des Gehirns ist eine ausreichende Versorgung mit Sauerstoff und Nährstoffen erforderlich. Diese Versorgung wird über das Blut sichergestellt, das über ein kompliziertes Arteriensystem vom Herz ins Gehirn transportiert wird. Die Versorgung der beiden Hirnhälften wird über die Hirnschlagadern gewährleistet, wobei für unser Thema vor allem die linke mittlere Hirnschlagader (Arteria cerebri media) relevant ist (s. Abb. 15).

Seit langer Zeit weiß man, dass unterschiedliche Teile des Gehirns auch unterschiedliche Funktionen haben. Das Kleinhirn ist z. B. zuständig für die Kontrolle der Bewegungen, der Hirnstamm regelt lebenserhaltende Funktionen wie Atmung, Bewusstsein, Puls und Blutdruck. Der Kortex ist wichtig für die höheren kognitiven Leistungen wie Gedächtnis, Rechnen und auch die Verarbeitung von Sprache. Zudem nimmt man an, dass die beiden Hemisphären unterschiedliche Funktionen haben: Rechts sind eher räumliche und ganzheitliche Fähigkeiten lokalisiert, links befinden sich analytische Fähigkeiten, wie z. B. die Verarbeitung von Sprache oder das Rechnen. Diese Ansicht wird bestärkt durch die Tatsache, dass die meisten Aphasien durch Schädigungen der linken Hemisphäre entstehen. Deshalb nennt man die linke Hemisphäre auch die (sprach-)dominante Hemisphäre.

In der Fachliteratur wird häufig vom Sprachzentrum oder den Sprachzentren gesprochen. Die Idee dahinter ist, dass genau umgrenzte Hirnregionen speziell für die Sprachverarbeitung, die Sprachproduktion oder das Sprachverstehen zuständig sind. Die Annahme von einem oder mehreren Sprachzentren hat sich aber als zu einfach erwiesen. Vielmehr muss man davon ausgehen, dass nicht nur kleine, eng umschriebene Bereiche des Gehirns für die komplexe Aufgabe der Sprachverarbeitung verantwortlich sind, sondern dass eine aktive Gesamtleistung des Gehirns erforderlich ist, um Menschen Sprache, Sprechen, Verstehen, Lesen und Schreiben zu ermöglichen.

Die Störungen des Gehirns

Ursachen der Aphasie	
Schlaganfall	80 %
Schädel-Hirn-Trauma	10 %
Tumor	7 %
Entzündliche Erkrankungen des Gehirns	1 %
Hirnatrophie	1 %
Hypoxie	1 %

Quelle: Stiftung Deutsche Schlaganfall Hilfe

Einer Aphasie liegt immer eine Erkrankung des Gehirns zugrunde. Typischerweise ist sie Folge eines Schlaganfalls oder eines Schädel-Hirn-Traumas. Seltener treten Aphasien infolge von Tumoren oder Hirnentzündungen auf. Hinzu kommen aphasische Störungen als Folge von Hirnabbauprozessen. Im Rahmen von demenziellen Erkrankungen werden Dysphasien (mit einer Aphasie ähnlichen Symptomatik) bei einer immer älter werdenden Bevölkerung zukünftig an Bedeutung gewinnen.

1–2 Promille der deutschen Bevölkerung sind an einer Aphasie erkrankt. (Quelle: BRA, 2019)

Der Schlaganfall

Die häufigste Ursache für eine Aphasie ist ein **Schlaganfall** (Apoplex, Insult). Schlaganfälle können jeden Menschen treffen, unabhängig vom Alter. Dennoch treten Schlaganfälle häufiger bei älteren als bei jüngeren Menschen auf.
Schlaganfall ist ein Sammelbegriff für unterschiedliche Ereignisse, die im Wesentlichen immer plötzlich auftretende **Durchblutungsstörungen des Gehirns** sind, die die Versorgung des Gehirns (oder Teilen des Gehirns) mit Sauerstoff und Blutzucker unterbrechen oder beeinträchtigen. Wenn diese Unterbrechung länger andauert, sterben die nicht mehr mit Blut versorgten Hirnzellen ab. Die wichtigsten Ursachen für einen Schlaganfall sind Thrombosen und Embolien, weniger häufig sind Hirnblutungen (s. Abb. 16).

Es war Mittag. Ich ziehe meine Jacke aus, und da passierte es. Ich flog auf den Boden. Oma rief Frau Dr. M. an. Schnell, schnell. Frau Dr. M. stellte fest: „Schlaganfall". Oh Gott!
Birgit Darr, Betroffene, Gotha

Bei einer **Thrombose** wird das Blutgefäß (die Arterie) durch Gefäßablagerungen so stark verengt, dass es zu einer Mangeldurchblutung in der dahinter liegenden Region des Gehirns kommt. Bei einer **Embolie** kommt es zu einem Gefäßverschluss durch ein Blutgerinnsel, das sich im Herzen, an den Herzklappen oder in großen Blutgefäßen (z. B. der Halsschlagader) gebildet hat. Teile des Blutgerinnsels können sich lösen und verschließen dann ein Blutgefäß im Gehirn, sodass die dahinter liegenden Teile des Gehirns nicht mehr durchblutet werden.

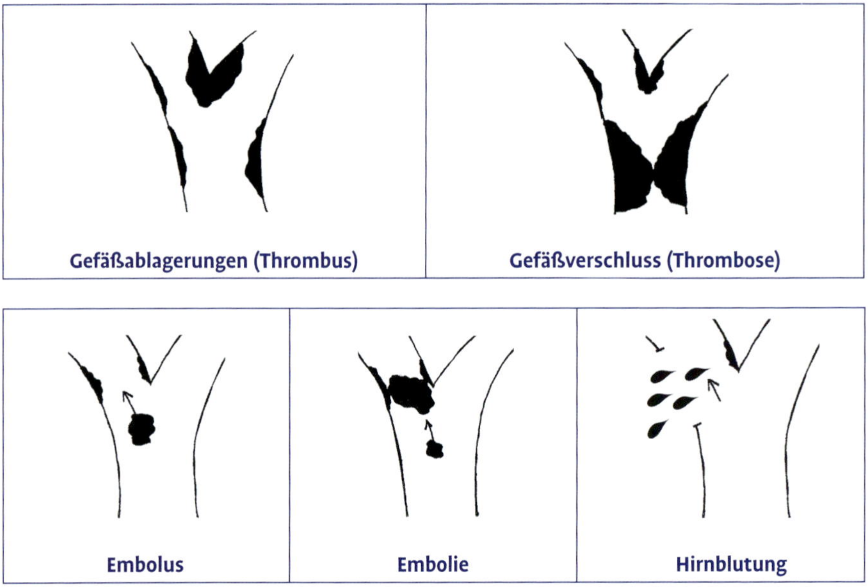

Abb. 16: Ursachen eines Schlaganfalls

Seltener sind **Hirnblutungen** die Ursache von Schlaganfällen. Aufgrund von jahrelangem Bluthochdruck, der die Gefäßwände schwächt, oder in seltenen Fällen auch durch Gefäßmissbildungen zerreißt ein Blutgefäß im Gehirn. Das Blut fließt in das gesunde Hirngewebe und zerstört dort Hirnzellen.

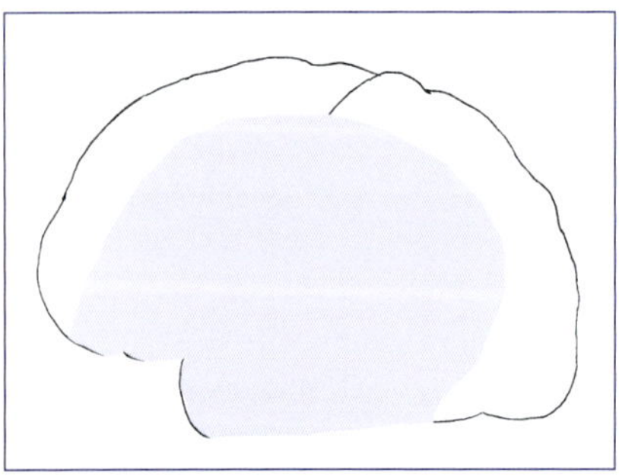

Abb. 17: Versorgungsgebiet der mittleren Hirnschlagader links

Eine Aphasie ist typischerweise durch eine **Läsion** (Schädigung) in der linken Hemisphäre (Hirnhälfte) verursacht. Und innerhalb der linken Hemisphäre ist dann vor allem das Versorgungsgebiet der mittleren Hirnschlagader betroffen, das für die Sprachverarbeitung relevant ist (Abb. 17).

In Einzelfällen können aber auch Schädigungen der rechten Hemisphäre eine Aphasie hervorrufen. Durch solche Fälle wird die Idee, dass es spezielle, an ganz bestimmte Stellen zu lokalisierende Sprachzentren gibt, in Zweifel gezogen.

Das Schädel-Hirn-Trauma

> *Es machte ‚bang' in meinem Gehirn, und ich war erledigt.*
> Wolfgang Heinrich, Betroffener, Berlin

Ein **Schädel-Hirn-Trauma** entsteht durch Gewalteinwirkung auf den Kopf bzw. das in ihm liegende Gehirn. Typische Ursachen sind Verkehrsunfälle, Stürze im Haushalt oder Sportunfälle. Schädigungen des Gehirns entstehen dann durch Hirnblutungen oder zeitlich verzögert durch Hirnschwellungen. Bei Hirnschwellungen nimmt durch ein Ödem (Wasseransammlung) der Druck auf das Gehirn stark zu. In der Folge reicht der Blutdruck nicht mehr aus, um ausreichend Blut ins Gehirn zu transportieren, und Gehirnzellen sterben ab. Bei Jugendlichen und jungen Erwachsenen sind eher Schädel-Hirn-Traumen als Schlaganfälle die Ursache für eine Aphasie.

Weitere Ursachen

Tumore und entzündliche Erkrankungen

Seltener sind Aphasien die Folge von Hirntumoren und entzündlichen Prozessen im Gehirn (z. B. Gehirnhautentzündung oder Multiple Sklerose). Langsam zunehmende Wortfindungsstörungen können jedoch ein Hinweis auf z. B. einen Hirntumor sein. Man sollte deshalb unbedingt einen Arzt aufsuchen und die Ursache abklären lassen.

Demenzielle Erkrankungen

Auch bei Abbauprozessen des Gehirns im Rahmen einer Demenz können aphasische Symptome (Fachleute sprechen heute eher von dysphasischen Symptomen) auftreten. Bei demenziellen Erkrankungen, die in der Regel progredient (fortschreitend) verlaufen, verstärken sich auch die sprachlichen Symptome. Hinweise und Ratschläge zum Umgang mit dysphasischen Störungen im Rahmen einer Demenz müssen jedoch einem eigenständigen Ratgeber vorbehalten sein.

Primär Progrediente Aphasie (PPA)

Eine seltene Aphasieform stellt die Primär Progrediente Aphasie dar. Sie hat keinen plötzlichen Beginn, sondern entwickelt ihre Symptome langsam, jedoch stetig fortschreitend. Dabei stehen bei einigen Betroffenen zunächst Störungen auf der Lautebene im Vordergrund. Bei anderen beginnt die Aphasie mit Wortfindungsstörungen und Sprachverständnisstörungen. Gemeinsam ist den drei bisher beschriebenen

Auditive Beispiele zur PPA sowie zu Dysphasien im Rahmen einer Demenz finden Sie auf der Seite www.brauer-logopaedie.de sowie im Buch „Sprache und Demenz".

Formen, dass sie sich in ihrer Symptomatik stetig verschlechtern. Bisher gibt es keine medizinische Behandlung gegen das Fortschreiten der Erkrankung. Logopädische Therapie kann aber durchaus mit Kompensationsstrategien und beratend unterstützen. Die PPA wird zu den demenziellen Erkrankungen gezählt.

Verlauf und Prognose der Aphasie

Aphasien infolge eines Schlaganfalls haben einen typischen Verlauf. Nach einer turbulenten ersten Phase (akute Aphasie) kommt es, falls keine vollständige Rückbildung erfolgt, zur Ausformung einer chronischen Aphasie mit einem stabilen Störungsmuster (Individualsyndrom). Innerhalb der ersten Monate erfolgt die Rückbildung automatisch (Spontanremission) und mit größeren Fortschritten. Auch danach kann es noch eine weitere Reduzierung der aphasischen Symptome geben. Weitere Verbesserungen hängen jedoch von mehreren Faktoren ab und sind individuell unterschiedlich ausgeprägt.

Verlauf der Aphasie

Verlauf und Rückbildung einer Aphasie sind stark abhängig von der Ursache der Aphasie. Schlaganfälle und Schädel-Hirn-Traumen treten plötzlich ein, und die Aphasie kann in den ersten Stunden oder Tagen sehr stark ausgeprägt sein. In den Tagen nach dem Schlaganfall folgt eine Phase der spontanen Rückbildung. Bei den noch verbleibenden Störungen kommt es zu einer Chronifizierung der Symptome. Tumorbedingte Aphasien beginnen dagegen eher schleichend mit zunehmenden Wortfindungsstörungen. Auch demenziell bedingte Dysphasien haben einen schleichenden Beginn, bei dem die Betroffenen meist nicht sagen können, wann ihnen die Sprachstörung erstmals aufgefallen ist. Bei diesen Erkrankungen muss man mit einer stetigen Zunahme der Symptome rechnen.

Unmittelbar nach einem Schlaganfall oder Schädel-Hirn-Trauma, in der **Akutphase**, ist der Zustand der Betroffenen oft durch eine Beeinträchtigung auch der Basisfunktionen gekennzeichnet. Die aphasischen Symptome selbst sind wechselhaft und zeigen kein stabil ausgeprägtes Muster. Nach ca. vier bis sechs Wochen beginnt die **postakute Phase.** In dieser Zeit bildet sich ein recht stabiles Muster an sprachlichen Symptomen heraus. Die **chronische Phase** schließt an die akute und postakute Phase an. Die Wahrscheinlichkeit, dass sprachliche Probleme dauerhaft bestehen bleiben, steigt an.

Die sprachliche Symptomatik in der Akutphase ist – wie oben beschrieben – recht wechselhaft. Nach vier bis sechs Wochen stabilisieren sich die sprachlichen Symptome der Aphasie und formen sich zu einem **Individualsyndrom.** Die Betroffenen haben dann ihre individuellen sprachlichen Defizite auf der Lautebene, in der Grammatik, bei der Wortfindung, beim Sprechen, Verstehen, beim Lesen und Schreiben. Das erste halbe Jahr nach dem auslösenden Ereignis ist typischerweise durch eine starke Besserung der Symptomatik

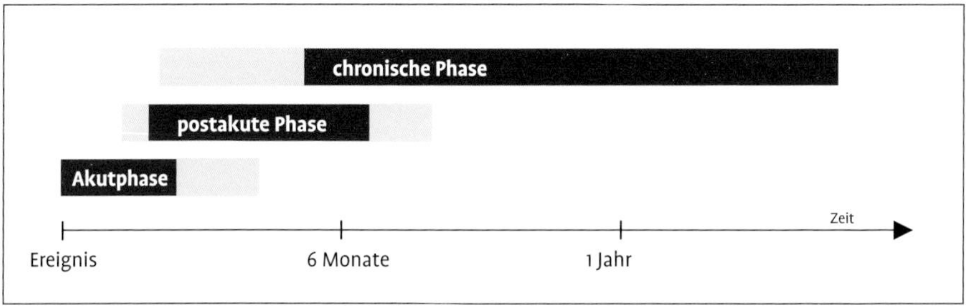

Abb. 18: Phasen der Aphasie

gekennzeichnet, wobei besonders in den ersten drei Monaten eine starke Reduzierung der Aphasie zu erkennen ist. Das Gehirn erholt sich in dieser Zeit quasi vom Schockzustand der Verletzung. Man nennt diese selbstständige Rückbildung auch **Spontanremission.** Sprachtherapie kann die Spontanremission vom ersten Tag an unterstützen und beflügeln. Ein Teil der Betroffenen kann in dieser Zeit sogar die normalen sprachlichen Fähigkeiten zurückgewinnen, d. h. die Aphasie bildet sich vollständig zurück. Bei einem großen Teil der Betroffenen jedoch bleiben aphasische Symptome bestehen, d. h. die Aphasie wird zu einem chronischen (dauerhaften) Zustand.[1]

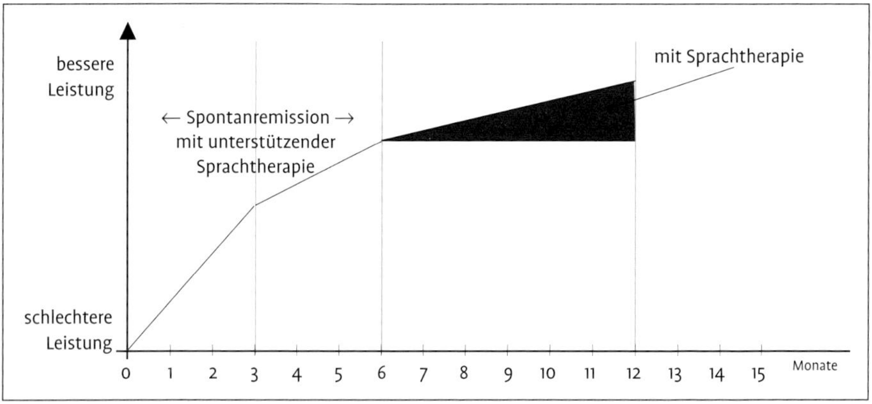

Abb. 19: Verlauf der sprachlichen Leistungen bei Aphasie

In Abb. 19 ist der Zugewinn der sprachlichen Leistungen bei einer Aphasie schematisch dargestellt. Nach einem steilen Anstieg in der Spontanremission (stärker ausgeprägt in den ersten drei Monaten) kommt es zur Stabilisierung der Leistung in der chronischen Phase.

1 Auditive Beispiele hierzu finden Sie im Internet unter www.brauer-logopaedie.de

In jeder Phase kann durch qualifizierte Sprachtherapie die sprachliche Leistung gesteigert oder mit anderen Worten die Aphasie weiter gemindert werden. Um es noch einmal deutlich zu sagen: Schon in der Zeit der Spontanremission ist Sprachtherapie als allgemeine sprachliche Stimulation oder bereits mit gezielten Übungen z. B. des Sprachverstehens sinnvoll, denn sie verstärkt durch das Training des Gehirns den Rückbildungsprozess. In der chronischen Phase sind es vermehrt die individuell an das Störungsmuster angepassten Sprachübungen, die zu einer Reduzierung der Aphasie führen. Spontane Verbesserungen treten in dieser Phase kaum noch ein (s. auch Abb. 19).

In der älteren Aphasieliteratur wird beschrieben, dass es in der chronischen Phase typischerweise bestimmte Symptomenmuster gäbe, die sogenannten aphasischen Syndrome. Diese Syndrome werden auch mit bestimmten Namen versehen. Die häufigsten Bezeichnungen sind **Broca-Aphasie, Wernicke-Aphasie, globale Aphasie** und **amnestische Aphasie.** Diese Klassifizierung wird aufgrund von Leitsymptomen vorgenommen. Broca-Aphasiker sprechen agrammatisch, haben oft Probleme mit der Lautgestalt von Wörtern, aber sie haben ein recht gutes Sprachverstehen. Wernicke-Aphasiker sprechen paragrammatisch, haben mit Wortbedeutungen Probleme, neigen oft zu Jargon (unverständliche Äußerungen) und überhöhtem Sprechfluss. Zudem haben Wernicke-Aphasiker große Problem, Sprache zu verstehen. Die globale Aphasie gilt als die schwerste Form der Aphasie. Typischerweise sind alle Bereiche (Sprechen, Verstehen, Lesen und Schreiben) sehr schwer betroffen. Manche Menschen mit globaler Aphasie sind auf wenige Sprachautomatismen reduziert. Personen mit amnestischer Aphasie haben die geringsten sprachlichen Beeinträchtigungen, oftmals sind es vor allem Wortfindungsstörungen, die aber zum Teil sogar kompensiert werden können.

Für die sprachtherapeutische Intervention ist die veraltete Klassifizierung in Syndrome fast bedeutungslos. Zeitgemäßer ist es, von dem Konzept des Individualsyndroms auszugehen. Dahinter steht die Vorstellung, dass jeder Mensch mit Aphasie ein ganz individuelles Muster an Stärken und Schwächen in seinen sprachlichen und kommunikativen Leistungen aufweist. Basierend auf dem individuellen Leistungsprofil wird dann in der Therapie versucht, einen genau für den Betroffenen passenden Therapieplan zu erstellen.

Unmittelbar nach dem Ereignis (Schlaganfall) werden die Betroffenen optimalerweise in einer **Stroke Unit** des örtlichen Akutkrankenhauses medizinisch versorgt. Häufig haben die Betroffenen kurz nach der Aufnahme in der Stroke Unit auch schon den ersten Kontakt zu einer Logopädin, die beurteilen soll, ob neben der Aphasie auch eine Schluckstörung vorliegt. Die Betroffenen befinden sich zu diesem Zeitpunkt in der Rehabilitationsphase A. Der Aufenthalt in der Stroke Unit dauert meist 1–5 Tage. In der anschließenden Rehabilitationsphase B sind die Betroffenen meist noch bettlägerig und können noch schwere

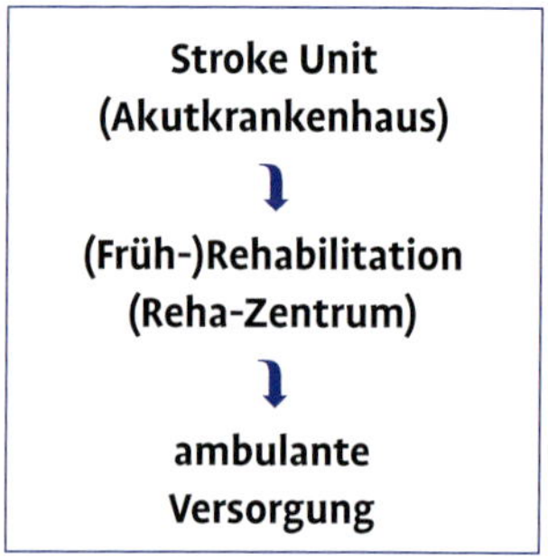

Abb. 20: Medizinische und therapeutische Versorgung der aphasischen Personen

Bewusstseinstrübungen, Lähmungen, Sprach- und Schluckstörungen haben. Die Arbeit der Logopädie und Physiotherapie zielt darauf ab, die einfachen sensorischen und motorischen Funktionen – zum Beispiel das eigenständige Atmen nach einer künstlichen Beatmung – wieder herzustellen. Diese Phase durchlaufen nur Menschen mit einem schweren Schlaganfall.
Dann werden die Betroffenen in eine **Frührehabilitation** oder **Rehabilitation** verlegt. In dieser Phase C sind die Betroffenen noch pflegeabhängig. Sie sollen in dieser Phase einfache Aktivitäten des Lebens wieder erlernen: Körperpflege, Anziehen, Essen und Trinken. Bei der Aufnahme in der (Früh-)Rehabilitation wird durch einen Arzt, eine Pflegefachkraft und das Therapeutenteam (meist Logopädie, Physiotherapie, Ergotherapie) ein individueller Behandlungsplan erstellt, der bereits auf die individuellen Defizite und Bedürfnisse des Betroffenen angepasst wird. Die Dauer der gesamten (Früh-)Rehabilitation richtet sich nach der Schwere der neurologischen Ausfälle. Die Aufenthaltsdauer in der (Früh-)Rehabilitation beträgt mindestens drei Wochen, kann aber bei entsprechender Indikation auch verlängert werden. Danach folgt die Phase der **ambulanten Versorgung** (meist Rehabilitationsphase D). Der Betroffene wohnt wieder zu Hause und wird entweder dort (Hausbesuch) oder in den logopädischen, physio- oder ergotherapeutischen Praxen ambulant versorgt (s. Abb. 20). Die Rehabilitationsmaßnahmen sollten ohne zeitliche Lücken direkt aufeinanderfolgen. Dazu ist eine gute übergreifende Information aller an der Rehabilitation Beteiligten erforderlich.

Prognostische Faktoren bei Aphasie

In der Fachliteratur werden eine Reihe von Faktoren genannt, die über die zu erwartenden Rückbildungschancen bei einer Aphasie Aufschluss geben. Vorneweg muss angemerkt werden, dass der Schweregrad einer Aphasie entweder gleich bleibt oder sich die Aphasie zurückbildet. Eine Verschlechterung der sprachlichen Symptomatik ist nicht zu erwarten. Natürlich kann es aber – bei gleichbleibender Symptomatik – zu einer Verschlechterung der kommunikativen Leistungen kommen, wenn sich der Betroffene in soziale Isolation zurückzieht.
In der folgenden Liste sind prognostische Faktoren zusammengestellt. Zu beachten ist dabei, dass es sich immer nur um statistische Tendenzen handelt. Das heißt, wenn z. B. eine Gruppe von aphasischen Frauen mit einer Gruppe von aphasischen Männern verglichen wird, dass – statistisch gesehen – beispielsweise die Frauen eine bessere Rückbildung auf-

auch zu einer Rechenstörung kommen, sodass Geldbeträge nicht mehr richtig addiert oder subtrahiert werden können. In solchen Fällen spricht man von einer Akalkulie oder Dyskalkulie. Manche entwickeln dann Strategien, wie sie im Alltag mit diesem Problem umgehen können. Beispielsweise achten sie dann beim Einkaufen darauf, nicht zu viel auf einmal in den Korb zu nehmen und zahlen an der Kasse mit einem 50-Euro-Schein, um sicherzugehen, nicht mit einem zu niedrigen Geldbetrag zu bezahlen.

Hemianopsie (Halbseitenblindheit)

Infolge von Hirnschädigungen treten Sehstörungen immer dann auf, wenn die Sehbahn oder Gebiete der Hirnrinde geschädigt werden, die für das Sehen erforderlich sind. Das Sehfeld, also der Bereich, den die betroffene Person sehen kann, ist dann möglicherweise stark eingeschränkt. Die Sehbahn für das rechte Gesichtsfeld verläuft in der linken Hemisphäre durch den Temporallappen, in dem auch das Sprachverstehen lokalisiert ist. Aphasische Menschen mit Sprachverständnisstörungen haben meist eine Schädigung des Temporallappens und damit auch eine rechtsseitige Hemianopsie (Halbseitenblindheit). Die Betroffenen können dann nicht sehen, was sich in ihrem rechten Gesichtsfeld befindet oder passiert. So können sie beim Durchschreiten einer Türe schon einmal gegen den rechten Türrahmen stoßen. Ihr Unfallrisiko steigt besonders im Straßenverkehr stark an. Menschen mit Hemianopsie dürfen auf keinen Fall ein Fahrzeug führen. Auch beim Lesen werden Teile der Wörter, Sätze und Texte nicht wahrgenommen. So kann es zu einer Verstärkung der bereits durch die Aphasie bestehenden Lese- und Schreibschwierigkeiten kommen. In Abb. 22 ist die Folge einer Halbseitenblindheit (Hemianopsie) nach rechts dargestellt, wie sie bei aphasischen Menschen häufig vorkommt.

> *Ich bin die Gaustraße runtergegangen und konnte auf einmal die Nummernschilder der Autos nicht mehr richtig lesen. Ich habe nur noch die Buchstaben auf der linken Seite gesehen, die Zahlen auf der rechten Seite waren verschwunden.*
> Maike Schröder, Betroffene, Mainz

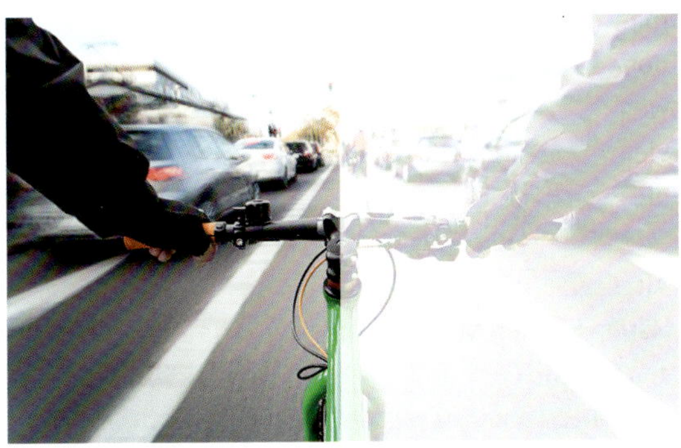

Abb. 22: Gesichtsfeldeinschränkung (Hemianopsie nach rechts)

Störung der Exekutiven Funktionen

Mit dem Begriff „Exekutive Funktionen“ werden alle geistigen Funktionen bezeichnet, mit denen wir Menschen Prozesse planen und kontrollieren, die unser Verhalten steuern, und unser Handeln an die Erfordernisse der Umgebung anpassen. Ein Beispiel: Habe ich morgen früh um 9:00 Uhr einen Termin zur Sprachtherapie, plane ich bereits heute, wann ich aufstehen muss, was ich anziehen werde, was und wie lange ich frühstücke, spreche ab, ob ich mit dem Bus oder dem Auto fahren werde, wie viel Zeit ich für den Weg benötige, was ich alles mitnehmen muss, ... Natürlich durchdenke ich nicht jeden Schritt neu. Ich kann mich auf meine Erfahrungen, mein Gedächtnis, meine automatisierten Handlungen verlassen, die in den Handlungsprozess am nächsten Morgen eingebunden sind. Aus diesem einfachen Beispiel wird schon ersichtlich, dass die Exekutiven Funktionen eine Vielzahl von Hirnstrukturen koordinieren müssen, damit ich das geplante Ziel erreiche. Voraussetzungen für eine gute Funktionsfähigkeit der Exekutiven Funktionen sind ein intaktes Frontalhirn und gute nervale Verbindungen zum Mittelhirn (insbesondere zu den Basalganglien und zum Thalamus) sowie zu den Strukturen im Gehirn, die für Arbeits- und Langzeitgedächtnis verantwortlich sind. Es ist eine angemessene Produktion von Neurotransmittern (z. B. Dopamin) erforderlich. Auch Selbstmotivation, Willensbildung und der Anstoß zur Durchführung einer Handlung werden den Exekutiven Funktionen zugerechnet. Störungen der Exekutiven Funktionen können daher ganze Handlungsprozesse durcheinanderbringen mit der Konsequenz für unser obiges Beispiel, dass der Termin bei der Sprachtherapie erst verspätet oder gar nicht wahrgenommen wird. Die im Folgenden beschriebenen Phänomene können möglicherweise eine Folge der Schädigung der Exekutiven Funktionen sein.

Aufmerksamkeitsstörung

In jedem Moment unseres Lebens strömt eine Vielzahl von optischen, akustischen oder taktilen Reizen auf uns ein. Mit Aufmerksamkeit wird unsere Fähigkeit beschrieben, aus dem schier unendlichen Reizangebot der Umwelt einzelne Reize auszuwählen, andere dagegen zu übergehen und zu unterdrücken. Also zum Beispiel einem Gespräch folgen zu können, wenn gleichzeitig im Fernsehen die Nachrichten laufen. Würden wir alle Reize, die auf uns einströmen, aufnehmen und verarbeiten, wäre ein geordnetes Handeln und Reagieren nicht möglich. Für Menschen mit Schädigungen des Gehirns ist es extrem schwierig, Ereignissen, die mehrere Sinnesmodalitäten erfordern, die notwendige Aufmerksamkeit zu geben. Es wird schwierig, Gesprächen bei einer Familienfeier zu folgen, bei der alle durcheinanderreden, es wird schwierig, im Straßenverkehr den Überblick zu behalten, es wird schwierig, bei Filmen im Fernsehen allen handelnden Personen zu folgen. Auch in der Sprachtherapie kann es bei komplexen oder zu lang dauernden Aufgabenstellungen zu Störungen der Aufmerksamkeit kommen.

Konzentrationsmangel

Aphasische Menschen berichten oft, dass sie sich nicht mehr so lange konzentrieren können. In der Sprachtherapie muss man darauf mit kürzeren und wechselnden Aufgabenstellungen reagieren sowie genügend Erholungsphasen mit leichteren Übungen einplanen. Auch eine „Schweigephase" kann sinnvoll sein, in der das Gehirn die letzte Übung noch abarbeiten und sich auf die neue Aufgabe vorbereiten kann. „Schweigephase" meint, dass auch die Therapeutin schweigt und nicht durch vermeintlich belanglosen Small Talk die sprachlichen Ressourcen des aphasischen Menschen erneut fordert.
Aber auch Alltagsaufgaben und Hobbys können durch Konzentrationsmängel beeinträchtigt sein. Man sollte als Angehöriger also Verständnis dafür haben, wenn auch einfache Aufgaben nicht mit der gewohnten Ausdauer und Schnelligkeit ausgeführt werden können.

Verlangsamung

Wenn man Menschen mit Schädigungen des Gehirns befragt, was ihnen am meisten zu schaffen macht, ist die Verlangsamung ein oft genanntes Problem. Man ist nicht mehr so schnell wie vor der Erkrankung, man braucht für alles mehr Zeit. Das gilt natürlich in besonderem Maße für die Sprachverarbeitung. Lässt man aphasischen Menschen mehr Zeit für das Verstehen, die Planung und Durchführung von sprachlichen Prozessen, steigen die Erfolge deutlich an. Angehörige sollten deshalb geduldig sein und auch längere Sprechpausen oder Suchphasen der Betroffenen tolerieren und nicht gleich die Gesprächsführung übernehmen, wenn eine kurze Gesprächspause entsteht.

Ermüdbarkeit

Viele Menschen mit neurologischen Erkrankungen leiden unter einer raschen Ermüdbarkeit, die im Alltag und in der Therapie den zu erreichenden Zielen Grenzen setzt. Fachpersonal und Angehörige müssen bei der Planung von gemeinsamen Aktivitäten auf die rasche Ermüdbarkeit der aphasischen Menschen Rücksicht nehmen und ihnen entsprechende Erholungsphasen einräumen.

Orientierungsstörung

Manche Betroffene leiden unter räumlichen Orientierungsstörungen. Sie finden sich z. B. im Krankenhaus nicht mehr zurecht und können ihr Krankenzimmer oder ihr Bett nicht mehr finden. Dies erfordert, dass man die Betroffenen zu bestimmten Orten bringen und dort wieder abholen muss.

Gedächtnisstörung

Gedächtnisstörungen sind vor allem bei Menschen mit sehr schweren Aphasien und in der Akutphase zu beobachten. Die Betroffenen wissen nicht mehr, wo sie sind, wissen nicht mehr, was passiert ist, und können neue Informationen schlecht abspeichern, obwohl andere, insbesondere ältere Gedächtnisinhalte noch leicht verfügbar sind. Auch das Wiedererlernen von Sprache ist in der gewohnten Weise nicht mehr möglich.

Persönlichkeitsveränderungen

Im Allgemeinen geht man davon aus, dass sich das Wesen und die Persönlichkeit bei Menschen durch eine Aphasie nicht ändert. Allerdings können Hirnschädigungen dazu führen, dass sich die Persönlichkeit oder bestimmte Charakterzüge extrem ausformen. Jemand, der vor der Erkrankung sehr ordentlich war, kann dann absolut penibel werden oder jemand, der zuvor eher melancholisch war, wird infolge der Erkrankung depressiv. Dies kann für Ehepartner sehr belastend werden, weil sie in dem Betroffenen die Person nicht mehr erkennen können, die sie einmal geheiratet haben. In extremen Fällen können die Betroffenen auch mit dem angemessenen Maß an sozialer Nähe und Distanz nicht mehr richtig umgehen, oder die Betroffenen sind enthemmt und aggressiv. Angehörige sollten sich in solchen Fällen unbedingt professionellen Rat einholen.

Reizbarkeit, Gefühlsschwankungen

Immer wieder unterliegen Menschen mit Aphasie – vor allem in der Frühphase der Erkrankung – starker Reizbarkeit und auffälligen Gefühls- und Stimmungsschwankungen. Sie fluchen und schimpfen heftig, brechen plötzlich in Tränen aus oder lachen übermäßig (pathologisches Weinen oder Lachen). All dies passiert, ohne dass die Betroffenen es wollen. Sie können dieses Verhalten nicht bewusst kontrollieren. Für Angehörige, Bezugspersonen und Freunde ist dieses Verhalten verwirrend, und sie wissen oft nicht, wie sie reagieren sollen. Bei pathologischem Weinen beispielsweise ist die normale menschliche Reaktion (Trösten, Bemitleiden etc.) eher nicht die richtige. Besser ist es, den Betroffenen abzulenken und ihn auf ein anderes Thema zu bringen.

> *Meine Kinder und meine Frau haben alles getan, nur ich war ein unmöglicher Mensch.*
> Gunter Lacroix, Betroffener

Krankheitsverleugnung, fehlende Krankheitseinsicht

Bei manchen Menschen mit Schädigung des Gehirns fehlt die Einsicht in die eigene Krankheit bzw. in deren Folgen völlig. Die Betroffenen verleugnen, dass sie überhaupt ein Problem haben, und weigern sich beispielsweise, notwendige Untersuchungen oder Behandlungen durchführen zu lassen. Oder die Betroffenen versuchen Dinge zu tun, die eigentlich nicht mehr möglich sind, beispielsweise aufzustehen und selbstständig zu gehen, obwohl sie auf einen Rollstuhl angewiesen sind. Dieses Problem tritt vermehrt bei Menschen auf, die zusätzlich zur Aphasie auch noch an einer Demenz leiden.

Depressive Verstimmung
Wie bereits an anderer Stelle beschrieben, zeigen viele Betroffene depressive Verstimmungen oder sogar eine Depression. Wenn die Depression hirnorganisch verursacht ist, muss eine ärztliche und meist medikamentöse Behandlung erfolgen. Bei länger andauernden reaktiven depressiven Erscheinungen ist ärztliche und psychologische Hilfe sinnvoll.

Neglect
Eine besondere Form der Aufmerksamkeits- bzw. Wahrnehmungsstörung ist der Neglect, der in Ausnahmefällen auch bei aphasischen Personen auftritt. Neglect bedeutet, dass eine Körperseite bzw. Raumhälfte vernachlässigt und nicht wahrgenommen wird. Es ist immer die Seite, die der geschädigten Hirnhälfte gegenüberliegt. Patienten mit Neglect ignorieren alle Signale, die mit der betroffenen Seite zusammenhängen. Wenn dadurch beispielsweise Kollisionen entstehen, werden auch die Verletzungen auf der vernachlässigten Seite nicht wahrgenommen. Beim Essen wird nur eine Seite des Tellers geleert, auch dann, wenn die Betroffenen noch Hunger haben.

Alle zuvor beschriebenen Begleiterscheinungen können, müssen aber keineswegs zusammen mit einer Aphasie auftreten.

Krankheitsverarbeitung

Die Verarbeitung einer Krankheit, insbesondere einer Aphasie, ist für Betroffene und ihre Angehörigen ein mühsamer und schmerzlicher Prozess. Man muss neue Gegebenheiten akzeptieren und das eigene sowie das gemeinsame Leben neu strukturieren.

Ein Ereignis wie ein Schlaganfall oder ein Verkehrsunfall kommt immer unerwartet. Von einer Sekunde auf die nächste hat sich alles verändert. Man muss als Angehöriger plötzlich Entscheidungen treffen, auf die man nicht vorbereitet ist. Bei chronischen Erkrankungen ist es oft nötig, dass man sein ganzes Leben neu gestalten muss, weil alte, lieb gewonnene Routinen nicht mehr funktionieren und gewohnte Verhaltensweisen sich als nicht mehr brauchbar herausstellen. Eine Aphasie kann so zu einem tiefen Einschnitt in die Biografie des Erkrankten und seiner Angehörigen führen.

Mein Leben ist von oben nach unten gedreht.
Herwig Sander, Betroffener

Als Betroffener ist man schon zu Beginn der Erkrankung, aber auch später auf die Angehörigen angewiesen. Das beginnt bei Kleinigkeiten, wie dem Nachschub an Pyjamas im Krankenhaus, und endet nicht bei großen Entscheidungen, wie z. B. einem erforderlichen Umbau eines Hauses oder der Wohnung, wenn man auf einen Rollstuhl angewiesen ist und die räumlichen Gegebenheiten die Benutzung eines Rollstuhls nicht ermöglichen. Generell erleben Menschen mit Aphasie besonders in der ersten Zeit, aber auch im weiteren Verlauf der Erkrankung einen hohen Verlust an Selbstständigkeit. Die Abhängigkeit von anderen Menschen steigt stark an, unabhängig davon, ob es sich um medizinisches Fachpersonal oder um Angehörige handelt. Wird man durch die Erkrankung aus seinem Berufsleben herausgerissen, ändert sich zudem die finanzielle Situation der Betroffenen – man ist möglicherweise auf die Erwerbsunfähigkeitsrente angewiesen. So kann sich die Aphasie auch stark auf die Lebensqualität der gesamten Familie auswirken.

Ich habe damals nie im Traum vor dem Schlaganfall an irgendwelche Krankheiten gedacht. Man hat es nicht nötig.
Helmut Glogau, Betroffener, Leipzig

Die Anpassung an die neuen Lebensumstände muss in den Köpfen der Betroffenen und ihrer Angehörigen erfolgen. Man sollte gemeinsam eine genaue Analyse der Situation machen, um dann darauf aufbauend eine möglichst optimale Lösung für das weitere Leben zu finden. Das schreibt sich leicht, ist es aber keineswegs. Viele Menschen stellen sich Katastrophenfälle für das eigene Leben nicht vor. Man möchte ja nicht in ständiger Sorge um die Zukunft leben. Stattdessen denkt man lieber an positive Möglichkeiten, die uns in der Zukunft erwarten könnten. Das hat zur Folge, dass man keine Vorkehrungen trifft, und wenn die Katastrophe eintritt, sich erst neue Handlungsoptionen überlegen muss.

Menschen reagieren auf einschneidende Ereignisse sehr unterschiedlich, doch scheinen im Prozess der Krankheitsverarbeitung bestimmte Phasen bei vielen Menschen in ähnlicher Weise abzulaufen. Wenn man ein Verständnis für den komplexen Prozess der Krankheitsverarbeitung bekommt, ist es leichter, die eigenen Reaktionen und die der Betroffenen besser zu verstehen, Toleranz zu entwickeln und neuen Mut zu schöpfen. Hilfreich zu wissen ist, dass Kranke und ihre Angehörigen ähnliche Verhaltensweisen zeigen. Man spricht nicht ohne Grund von Betroffenen und Mitbetroffenen oder auch von primär und sekundär Betroffenen.

Phasen der Krankheitsverarbeitung

Im Folgenden werden die **vier Phasen** der Krankheitsverarbeitung zusammenfassend beschrieben (s. auch Abb. 23).

Er glaubt fest an eine weitere gute Rehabilitation. Ich selbst befinde mich zurzeit in einer tiefen Depression. In den ersten Monaten bewältigte ich den Schock recht gut. Es war unendlich viel zu tun.
Martina Jentsch, Angehörige

Nach zwei Jahren trennte sich mein Freund von mir, was ich eigentlich die ganze Zeit erwartet hatte, fühlte ich mich doch selber gar nicht mehr liebens- und begehrenswert.
Ulrike Steinhöfel, Betroffene, Bremen

Kurz nach dem Ereignis (Schlaganfall, Unfall, Diagnose etc.) stehen die kurzfristig zu bewältigenden Probleme im Vordergrund. Der Betroffene wird möglichst schnell ins Krankenhaus, auf die Stroke Unit gebracht und erhält dort die medizinische Erstversorgung. Angehörige kümmern sich um die damit verbundenen Verwaltungsaufgaben. Arbeitgeber und Krankenkasse müssen informiert und Termine und geplante Treffen mit Freunden abgesagt werden. Es folgen Besuche im Krankenhaus und Internetrecherchen über die Erkrankung – **Aktionismus** dominiert. Innerlich gehen die meisten davon aus, dass es sich um ein zeitlich begrenztes Ereignis handelt. Man erwartet, dass sich innerhalb der nächsten Wochen wieder ein Gesundheitszustand wie vor dem Ereignis einstellt. Man bedenkt noch keine möglichen langfristigen Folgen der Erkrankung. Dies ist verständlich, weil man ja noch gar nicht abschätzen kann, welche langfristigen Folgen eintreten können. Auch die ersten Auskünfte im Krankenhaus beziehen sich meist nur auf den aktuellen Krankheitsbefund. Eine langfristige Prognose kann noch nicht gegeben werden. Zudem haben die meisten Menschen noch nie etwas von einer Aphasie gehört und kennen daher auch nicht die möglichen Folgen.

Erst langsam wird durch Gespräche mit Ärzten, Therapeuten, Pflegepersonal deutlich, welche Auswirkungen die Aphasie auf die Zukunft haben könnte. Manche Betroffene (und auch Angehörige) bleiben jedoch auch langfristig bei der Einschätzung: *„Es wird wieder alles so wie früher!“* Dies ist für die sprachliche Rehabilitation nicht günstig, weil sie sich dadurch angemessenen, vorausschauenden Maßnahmen, manchmal sogar therapeutischen Maßnahmen gegenüber verschließen. Erschwerend kommt hinzu, dass die von der Aphasie Betroffenen in der Frühphase oft gar nicht umfassend realisieren, dass sie ein Sprachproblem haben, oder es in ihrer Tragweite falsch einschätzen. Manche Betroffene mit schweren Sprachverständnisstörungen sind sogar der Ansicht: *„Die wollen mich nicht verstehen!“*

Eine Welt brach damals für mich zusammen. Mit diesem Schicksal wollte ich nicht leben.
Ulrike Steinhöfel, Betroffene, Bremen

Wenn Betroffene und Angehörige dann langsam erkennen, dass die Aphasie eine Behinderung mit langfristigen Folgen sein kann, bricht für manche zunächst eine Welt zusammen. Langfristige Lebenspläne, die man über Jahre hegte, können nicht in der gewünschten Form verwirklicht werden. Aufkommende **Wut und Aggression** bei den primär und sekundär Betroffenen sind verständliche Reaktionen. In dieser Phase ist es oft schwierig, konstruktive, auf die Zukunft gerichtete Aktivitäten zu starten. Betroffene und Angehörige unterliegen in dieser Zeit starken psychischen Belastungen. Manche, vor allem jüngere Paare, sehen in dieser Phase die Lösung für ihre Probleme in der Trennung. Für ältere Betroffene wird die Unterbringung in Alten- oder Pflegeheime überlegt, weil man nicht weiß, wie man die Betreuung zu Hause realisieren kann. In Ausnahmefällen kann es durch die Hirnschädigung auch zu Wesensveränderungen kommen, sodass sich ein zuvor friedlicher und freundlicher Mensch nach dem Ereignis überwiegend aggressiv und streitsüchtig verhält, und damit eine Pflege zu Hause kaum realisiert werden kann.

Es folgte eine Rehabehandlung in Soltau, wo ich todunglücklich war. Ich hatte Heimweh, litt an Depressionen.
Ulrike Steinhöfel, Betroffene, Bremen

Im Anschluss an Wut und Aggression entstehen oftmals **depressive Verstimmungen, Depressionen** und **Trauer.** Typische Symptome sind Verzweiflung, Mutlosigkeit und Existenzangst. Das Thema Depression ist generell sehr wichtig in unserem Kontext, wie schon mehrfach erwähnt. In vielen Untersuchungen hat sich gezeigt, dass ein hoher Prozentsatz der Betroffenen und Angehörigen in den ersten Jahren nach dem Ereignis depressive Verstimmungen und Depressionen aufweist. Ärzte unterscheiden dabei reaktive und organisch

Ich kämpfe darum, die Zukunft zu bewältigen. Wenn jemand in meiner Lage versuchen würde, die alte Zeit wieder aufleben zu lassen, würde er mit Sicherheit scheitern.
Günter Brendle, Betroffener, Vach

bedingte Depressionen. Die erste Form entsteht als psychische Reaktion auf die Erkrankung und die daraus folgenden Schwierigkeiten (eher bei den Angehörigen), die zweite hat ihre Ursache in der neurologischen Grunderkrankung. Dieser Unterschied ist wichtig, weil die daraus resultierende therapeutische Intervention unterschiedlich ist. Bei Angehörigen handelt es sich um reaktive Erscheinungen.

> *‚Mensch, es geht doch!' Dies ist meine Botschaft, die ich aus meiner Krise mitbringe. Die Botschaft richtet sich an Menschen, die Ähnliches erlebt haben und im Gegensatz zu mir, wie ich immer wieder beobachte, nicht mehr aus ihren Depressionen, ihrer Lähmung und Passivität herausfinden. Ich möchte diesen Menschen sagen: Geht einkaufen, geht unter Leute, sitzt nicht rum und – vor allen Dingen – lasst nicht immer andere etwas für euch machen.*
>
> Ulrike Steinhöfel, Betroffene, Bremen

Trauer und **Trauerarbeit** müssen sein, wenn man mit einschneidenden Ereignissen konfrontiert wird. Die Grenze zwischen normalen, „gesunden" Phasen an Traurigkeit oder depressiven Verstimmungen und Depression als Krankheit zu ziehen, ist schwierig. Sind die depressiven Verstimmungen aber über einen längeren Zeitraum stark ausgeprägt, sollte unbedingt ärztliche oder psychologische Hilfe in Anspruch genommen werden. Dieser Schritt fällt zwar vielen Angehörigen schwer, weil depressive Erscheinungen als persönliche Schwäche und nicht als Krankheit gedeutet werden, aber es ist durchaus sinnvoll, sich professionelle Hilfe zu holen. Wenn Sie sich das Bein brechen, fertigen Sie ja den Gipsverband auch nicht selbst an!

Die letzte Phase der Krankheitsverarbeitung ist die der **Akzeptanz und Bewältigung**. In dieser Phase werden die neue Situation und die unausweichlichen Folgen der Erkrankung akzeptiert. Viele Betroffene nehmen meist erst im Verlauf von mehreren Jahren ihre durch die Aphasie bedingten Sprachstörungen an und akzeptieren, dass die Aphasie sie mit hoher Wahrscheinlichkeit lebenslang begleiten wird.

> *Ich war 34 Jahre, als der Schlaganfall und die Aphasie kamen. Das hat mein Leben in eine ganz andere Richtung gelenkt. Heute freue ich mich über mein neues Leben.*
>
> Mirjam Kuhn, Berlin (10 Jahre nach dem Schlaganfall)

Phase	Typische Äußerung
▪ Aktionismus ▪ Verdrängung der Krankheitsfolgen	„Das wird schon wieder!" „Da müssen wir jetzt durch!"
▪ Aggression ▪ Wut	„Scheiße!" „Das kann doch wohl nicht wahr sein!"
▪ Trauer ▪ Depression	„Mir kann niemand mehr helfen." „Warum soll ich mich jetzt noch bemühen?"
▪ Akzeptanz ▪ Bewältigung	„Ich muss es so nehmen, wie es ist." „Ich mache das Beste draus."

Abb. 23: Phasen der Krankheitsverarbeitung

Erst wenn man die Krankheit und ihre Folgen akzeptiert, kann man seine Lebensqualität verbessern.

Für die meisten ist es erst in der Phase der Akzeptanz möglich, sich mit den durch die Aphasie bedingten Problemen sachlich auseinanderzusetzen und die eigenen Lebensgewohnheiten an die Krankheit und die daraus folgenden Einschränkungen anzupassen. Man entwirft neue, realisierbare Zukunftspläne und verbessert durch Anpassung seine Lebensqualität. In dieser Phase ist es möglich, sich neue Wege und Möglichkeiten zu erschließen. Neue Hobbys und Aktivitäten können aufgenommen werden, neue Kontakte und soziale Beziehungen können entstehen, beispielsweise im Rahmen einer Selbsthilfegruppe. Manche berichten, dass sich durch die Krankheit auch positive Dinge ereignet und neue Chancen eröffnet haben.

Habe gelernt, mir kleine Ziele zu setzen und sie zu erreichen.
Wolfgang Niedecken

Es muss noch einmal betont werden, dass der oben dargestellte Verlauf der Krankheitsverarbeitung nicht bei jedem Menschen in genau dieser Weise abläuft. Benötigte Zeit und Hilfen sind individuell unterschiedlich. Ärzte und Psychologen bieten für die Krankheitsverarbeitung Unterstützung an.
Auch selbst Betroffene bieten anderen Betroffenen Hilfe an, wie das Beispiel von Alexander Leipold zeigt. Der mehrfache Welt-, Europa- und Deutsche Meister im Freistilringen erlitt auf einer Wettkampfreise nach einer Virusinfektion einen Schlaganfall mit Aphasie und Hemiparese. Heute ist er u. a. als Botschafter der Stiftung Deutsche Schlaganfall-Hilfe tätig. In seinem Buch *„Wer nicht kämpft, hat schon verloren!“* beschreibt er seinen Weg der kleinen Schritte zurück zu Sprache und Mobilität. Heute ist er als Motivationscoach aktiv. Er hält für alle Betroffenen fünf Ratschläge bereit.

Fünf persönliche Ratschläge von Alexander Leipold

- Die neue Situation akzeptieren. Das ist nicht einfach, aber ein erster wichtiger Schritt.
- Warum ausgerechnet ich? Fragen Sie sich das nicht. Das hilft Ihnen bei der Genesung nicht weiter.
- Positive Aspekte finden: Halten Sie sich vor Augen, was Sie bereits geschafft haben und motivieren Sie sich damit selbst.
- Schritt für Schritt vorwärts: Setzen Sie sich kleine, realistische Ziele. Die Erfolge werden Sie anspornen, am Ball zu bleiben.
- Wer nicht kämpft, hat schon verloren: Glauben Sie an sich selbst, auch wenn eine Reha hart ist. Ihr Einsatz wird belohnt werden.

| Logopädische Therapie/Sprachtherapie

Intensive logopädische Therapie reduziert die Symptome einer Aphasie und verbessert die Kommunikationsfähigkeit.

Diese Erkenntnis ist wissenschaftlich abgesichert. Also muss man dafür sorgen, dass Menschen mit einer Aphasie so schnell wie möglich qualifizierte Sprachtherapie erhalten. Leider ist das immer noch nicht überall gewährleistet. Insbesondere aphasische Menschen in Alters- und Pflegeheimen und Alleinstehende bekommen zu selten logopädische Therapie.

Angebot und Finanzierung

Viele aphasische Menschen werden bereits unmittelbar nach dem auslösenden Ereignis logopädisch betreut. In den meisten Stroke Units der Akutkrankenhäuser und in fast allen neurologischen Rehabilitationskliniken gehört Logopädie (Sprachtherapie) zum Standardangebot der therapeutischen Versorgung. Dort erfolgt die sprachtherapeutische Versorgung auf Veranlassung des behandelnden Arztes quasi automatisch. Sollte dies nicht der Fall sein, fragen Sie unbedingt nach, warum keine Sprachtherapie angeboten wird. Manchmal kann man in Einrichtungen, die selbst keine Logopäd:innen angestellt haben, auch von außen Fachkräfte hinzuziehen.

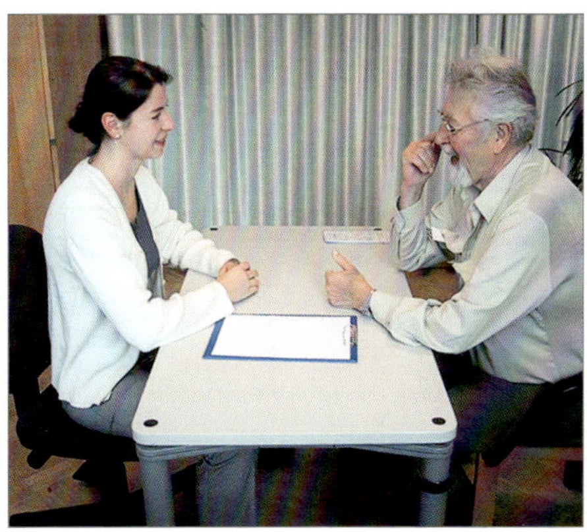

Abb. 24: Sprachtherapie

Wenn die Betroffenen nach dem Aufenthalt im Krankenhaus und in der Rehabilitationsklinik wieder zu Hause sind, besteht die Möglichkeit der ambulanten Sprachtherapie. Die Kosten dafür werden von den Krankenkassen übernommen. Die Voraussetzung dafür ist eine Heilmittelverordnung („Rezept") durch den behandelnden Neurologen oder durch den Hausarzt. Üblicherweise werden zuerst 10 Therapiestunden verordnet, danach können in Absprache zwischen dem verordnenden Arzt und der logopädischen Praxis entsprechend dem Heilmittelkatalog bis zu 60 Therapieeinheiten verordnet werden. Hat der Arzt eine schwere funktionelle oder strukturelle Schädigung festgestellt, für deren Behandlung eine logopädische Therapie über einen

Zeitraum von mindestens einem Jahr erforderlich ist, kann auch eine Weiterführung der Therapie mit einer Langzeitverordnung erfolgen. Dazu berät Sie Ihre Krankenkasse oder Ihr Arzt bzw. Ihre Logopäd:in.

Eine **ambulante sprachtherapeutische Versorgung** erfolgt meist durch eine logopädische Praxis. Adressen der Praxen findet man über das Internet unter den Stichwörtern „Logopädie" oder „Sprachtherapie". Viele logopädische Praxen stellen sich heute mit einer eigenen Homepage im Internet dar, sodass Sie sich schon vorab informieren können, ob die Praxis auf die Behandlung von Menschen mit Aphasie spezialisiert ist. Auf der Homepage des Deutschen Bundesverbandes für Logopädie gibt es eine Therapeutensuche nach Postleitzahlen (www.dbl-ev.de) (s. Kap. *Hilfreiche Adressen*). Selbstverständlich wissen auch die verordnenden Ärzte über Behandlungsmöglichkeiten Bescheid. Die verordnenden Ärzte entscheiden auch, ob die logopädische Therapie in den Räumen der Praxis oder als Hausbesuch bei Ihnen zu Hause durchgeführt wird. Hausbesuche sind in der Regel nur möglich, wenn Sie wegen stark eingeschränkter Mobilität nicht in eine Praxis kommen können.

Logopädische Therapie

Qualifizierte Sprach-, Sprech- und Schlucktherapie beginnt mit einer sorgfältigen **logopädischen Diagnostik**, in der die krankheitsbedingten Defizite, aber auch die vorhandenen sprachlichen und kommunikativen Kompetenzen genau ermittelt werden. Denn nur mit einer genauen Kenntnis der Leistungsfähigkeit des aphasischen Menschen kann man zielgerichtet eine Sprachtherapie planen.

> *In der Praxis arbeiten wir an der Aphasie. Wir arbeiten hart. Ich will sprechen, aber das Sprechen fällt mir schwer. Ich will einen Gedanken äußern. Die Schriftsprache fällt mir noch schwer.*
> Wolfgang Heinrich, Betroffener, Berlin

Diese wichtige Phase der Diagnostik ist für die von Aphasie Betroffenen oft sehr anstrengend. Zum einen wird manchen erstmals bewusst, wie groß oder wie geartet das Sprachproblem wirklich ist. Zum anderen müssen Tests verwendet werden, die Sprache auf allen Ebenen überprüfen können und deshalb zwangsläufig lange dauern (manchmal mehrere Stunden!). Ein solcher Test kann für die Betroffenen frustrierend sein, weil die Logopäd:innen während der Testdurchführung keine Rückmeldungen geben dürfen. Die Ergebnisse könnten sonst verfälscht werden. Die Betroffenen möchten aber oft gerne sofort wissen, ob ihre Leistung gut war oder nicht. Für die korrekte Auswertung des Tests ist es notwendig, dass die Logopäd:innen mit einem „Pokerface" dasitzen. Natürlich kann nach Auswertung des Tests eine inhaltliche Rückmeldung gegeben werden. Betroffene möchten verständlicherweise auch gerne gleich mit der Therapie loslegen!

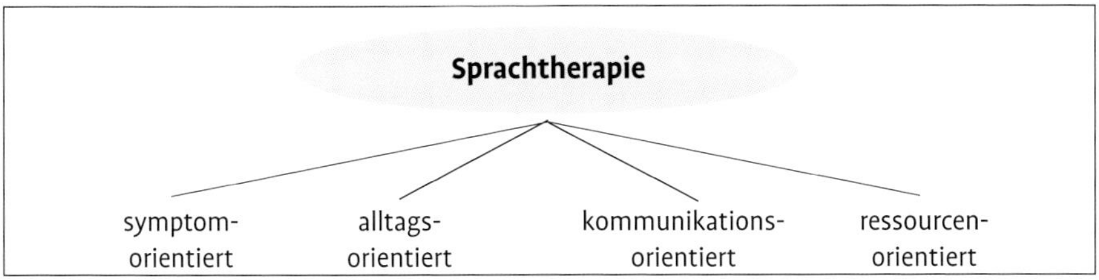

Abb. 25: Möglichkeiten in der Sprachtherapie

Die Sprachtherapie selbst findet in **Einzelsitzungen** statt, die normalerweise 45 Minuten dauern. Bei bestimmten Begleiterscheinungen, beispielsweise rasche Ermüdbarkeit, können die Sitzungen auch kürzer veranschlagt werden. Manchmal ist es dann sogar sinnvoll, wenn man zweimal am Tag ein kürzeres Treffen hat. Dies lässt sich aber eher in einer Klinik als in der ambulanten Versorgung organisieren.

Logopädische Sitzungen sollten nicht vereinzelt, über große Zeiträume verteilt, stattfinden. Wesentlich bessere Erfolge erzielt man, wenn die Therapie mindestens zwei bis vier Mal pro Woche stattfindet. Akzeptieren Sie deshalb gerade in der Anfangszeit keine Termine im Zwei-Wochen-Rhythmus, weil beispielsweise die Praxis ausgelastet ist. Es gibt auch andere Praxen! Nach einer intensiven Phase der Therapie ist es oft sinnvoll, eine Therapiepause einzulegen. Eventuell kann man dann auch vereinzelte Termine wahrnehmen, um später erneut eine intensive Therapiephase durchzuführen.

> *Ich bin weiterhin motiviert, die Sprache zu verbessern.*
> Wolfgang Heinrich, Betroffener, Berlin
>
> *Mit meinen Freundinnen will ich über Chansons, Jazz und Rock'n' Roll sprechen. Das muss ich in der Therapie üben!*
> Sevim Kiliç, Betroffene, Mainz
>
> *Ich bin noch jung. Ich will in der Therapie lernen, wieder mit dem Computer zu arbeiten.*
> Sevim Kiliç, Betroffene, Mainz

Die Sprachtherapie versucht, die sprachlichen und kommunikativen Fertigkeiten der Betroffenen zu verbessern. Dies kann auf unterschiedliche Weise durchgeführt werden. Für jedes Vorgehen stehen sprachtherapeutische Methoden und mittlerweile auch viele Materialien zur Verfügung.

Beim **symptomorientierten Vorgehen** versucht man, einzelne sprachliche Symptome der Aphasie zu reduzieren oder anders ausgedrückt, die Leistung in bestimmten, genau definierten Bereichen zu verbessern. Beispielsweise wird am gestörten Satzbau (Agrammatismus) gearbeitet, indem man versucht, die agrammatischen Formen zu reduzieren und einfache, syntaktisch richtige Sätze aufzubauen. Ein anderes Beispiel wäre, den Wortabruf für ähnlich klingende Wörter (Tanne, Kanne, Wanne) zu verbessern. Da aphasische Menschen typischerweise mehrere sprachliche Symptome aufweisen, beinhalten die Therapieziele meist nur einzelne Aspekte der Sprachstruktur. Generell steht hinter dem symptomorientierten Vorgehen die Idee, Menschen mit Aphasie den Zugang zu den sprachlichen Regeln und den Zugriff zu Wörtern wieder zu erleichtern.

Das **alltagsorientierte Vorgehen** orientiert sich an konkreten Aufgabenstellungen im sprachlichen Alltag. Beispielsweise werden in der Therapie E-Mails oder Einkaufslisten geschrieben. Das Vorgehen fußt auf verschiedenen Überlegungen. Man möchte den Betroffenen vermitteln, dass sie trotz der Aphasie noch sprachliche Aufgaben lösen können. Zudem sollen Sprachübungen nahe an realen Situationen orientiert sein, denn im kommunikativen Einsatz ist Lernen am nachhaltigsten. Gleichzeitig wird das Selbstvertrauen durch die wiedererlangten sprachlichen Fähigkeiten gestärkt. Außerdem erhofft man sich, mit der Durchführung „echter“ Aufgaben den Transfer der Leistungen aus der Sprachtherapie in den Alltag der Betroffenen zu erleichtern. Dieser Aspekt ist besonders wichtig, weil Menschen mit Aphasie in der geschützten Atmosphäre der Sprachtherapie oft recht gute Leistungen erbringen können, aber sich außerhalb der Therapie „im echten Leben“ kaum sprachlich oder kommunikativ beteiligen. Deshalb bauen die Logopäd:innen gerne Übungen zu den individuellen Interessen, Wünschen und Hobbys der Betroffenen in die Therapie mit ein. Das geschieht heute vermehrt unter Einsatz von Computern, spezifischen Therapieprogrammen, aber auch durch das Schreiben von E-Mails oder durch aktive Internetrecherchen.

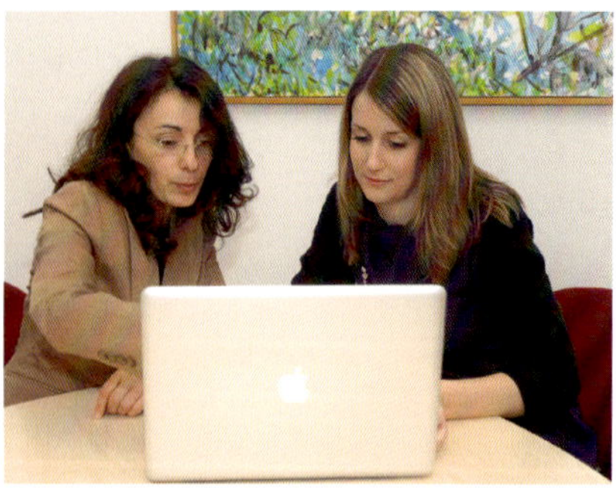

Abb. 26: Internetrecherche als Übungseinheit in der logopädischen Therapie

Das **kommunikationsorientierte Vorgehen** umfasst konkrete Übungen zur Kommunikation. Dabei versucht man, den Betroffenen Hilfsmittel an die Hand zu geben, die ihre kommunikativen Leistungen verbessern. Eine Möglichkeit ist, mit den Betroffenen Phrasen und Signale einzuüben, mit denen sie beispielsweise signalisieren können, dass sie noch nicht alles verstanden haben und dass sie eine Wiederholung des Gesagten wünschen (*„Halt, noch einmal!“*). Damit sind die Betroffenen besser in der Lage, in den Prozess der Kommunikation einzugreifen und ihre Chancen des Verstehens und Verstandenwerdens zu erhöhen. In einer realen Kommunikationssituation wird normalerweise der Form einer Äußerung weniger Aufmerksamkeit geschenkt. Wichtiger sind für die Kommunikationspartner die Funktion und der Erfolg einer Äußerung! Deshalb wird auch in der logopädischen Therapie Kommunikation geübt. Von außen betrachtet – unterhalten sie sich ja bloß. Therapeutisch ist es jedoch die Annäherung an reale Kommunikationssituationen über

für den Betroffenen interessante Themen. Das können die Ergebnisse der Fußballbundesliga sein oder auch der Tatort vom Sonntagabend, der Besuch der Enkelkinder, der Besuch einer Gaststätte oder des Weihnachtsmarktes, der geplante Urlaub, ... Die Logopädin führt therapeutisch an reale Kommunikationssituationen heran.
In einzelnen Fällen ist eine Verbesserung der kommunikativen Fähigkeiten nicht zu erwarten. Dann wäre eine symptomorientierte Therapie für die Betroffenen sehr frustrierend, da ihnen ständig ihre sprachlichen Defizite vor Augen geführt würden, ohne dass es eine Besserung gäbe. In diesen Fällen ist ein **ressourcenorientiertes Vorgehen**, das sich auf noch vorhandene sprachliche Fähigkeiten konzentriert, zielführender. Die Stärkung dieser Ressourcen soll die Betroffenen möglichst lange im kommunikativen Prozess halten. Die ressourcenorientierte Vorgehensweise kann beispielsweise bei der Primär Progredienten Aphasie und anderen demenziell bedingten Dysphasien erforderlich sein.

Man darf von der Sprachtherapie keine Wunder erwarten. Wenn die Aphasie bereits ein Jahr oder länger besteht, wird eine völlige Wiederherstellung der sprachlichen Leistungen auf das Niveau, das vor der Erkrankung bestand, sehr unwahrscheinlich. Zudem muss man akzeptieren, dass Fortschritte in der Therapie zwar erreichbar sind, diese aber typischerweise nur in sehr kleinen Schritten erfolgen. Der Weg der sprachlichen Rehabilitation ist lang, manchmal frustrierend und dauert oft viele Jahre. Aber man weiß inzwischen, dass eine im Block durchgeführte intensive, qualifizierte Therapie auch nach Jahren noch Fortschritte erzielen kann.

Zwei Jahre hat es gedauert, bis ich meinen ersten Satz sprechen konnte.
Gudrun Autenrieth, Betroffene

Es ist ein langer, steiniger Weg mit vielen Höhen und Tiefen.
Gerda Illeman, Betroffene, Apolda

Bei schweren Sprach- und Sprechstörungen kann die Kommunikation möglicherweise mit Bildern leichter gelingen. Dazu bietet sich ein Kommunikationsbuch wie Logicon an, in dem Bilder von Objekten, Situationen und Personen innerhalb und außerhalb des Hauses abgebildet sind. Die beigefügten Wortlisten liegen in Deutsch, aber auch in Niederländisch und Türkisch vor. Logicon sollte Schritt für Schritt in der Sprachtherapie gemeinsam erarbeitet werden, bevor es zu Hause eingesetzt werden kann. Logicon ist im Hilfsmittelverzeichnis der Krankenkassen eingetragen, sodass auf ärztliche Verordnung und Antrag die Kosten für dieses Material i.d.R. auch von den Krankenkassen übernommen werden.

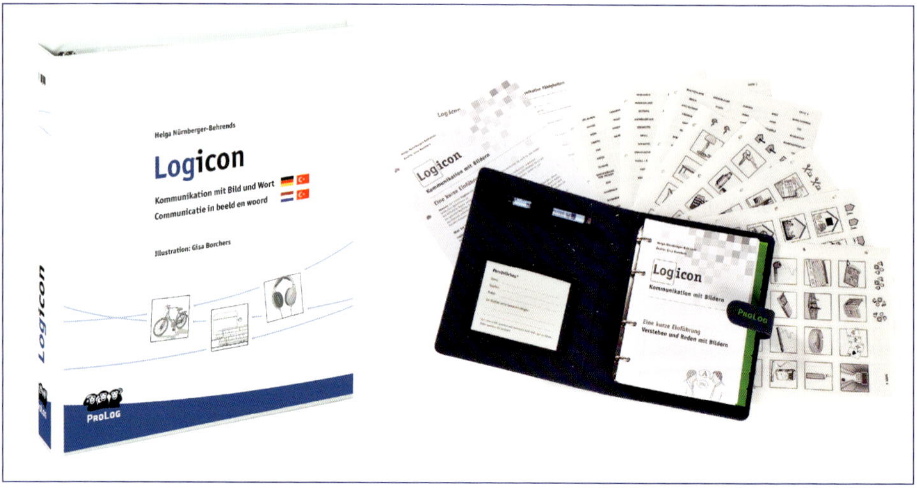

Abb. 27: Verbesserung der Kommunikationsfähigkeiten mithilfe eines Kommunikationsbuchs

Die Fortschritte in der Sprachtherapie sind manchmal nur klein. Der Wiedergewinn sprachlicher Leistungen kann ein sehr langwieriger Prozess sein!

Manchmal wird behauptet, dass Sprachtherapie nur in den ersten beiden Jahren nach Eintritt der Aphasie sinnvoll ist, dass es danach keine Verbesserung mehr gäbe. Das ist absolut falsch:

Qualifizierte Aphasietherapie ist auch bei bereits langjährig bestehender Aphasie wirkungsvoll.

Die Rolle der Angehörigen in der Sprachtherapie

Die Angehörigen sind wichtig für die Sprachtherapie. Erstens ermöglichen sie oft erst, dass die Betroffenen überhaupt in die ambulante Therapie kommen können. Zweitens sind die Angehörigen wichtige Gesprächspartner für die Sprachtherapeut:innen. Drittens können nur sie der betroffenen Person ein „aphasiefreundliches" Zuhause und einen kommunikationsoffenen Alltag bieten.

Angehörige sind wichtige Partner in der Sprachtherapie.

Eine große Unterstützung ist es natürlich, die Betroffenen zur Therapie zu bringen und dort wieder abzuholen, wenn diese nicht ausreichend mobil sind oder allein nicht hingehen wollen. Natürlich sollte man mit den Betroffenen abklären, ob sie das überhaupt wollen, denn manche möchten eben gerade selbstständig, d. h. allein, zur Sprachtherapie gehen. Wenn Sie als Angehörige zur Sprachtherapie mitkommen, kann das mehrere Vorteile haben. Es gibt Ihnen die Möglichkeit, mit der Logopädin in Kontakt zu kommen. Sie können sich über den Ablauf der Therapie, die Behandlungstermine und alle organisatorischen Belange leichter abstimmen. Außerdem bietet es der Therapeutin die Möglichkeit, etwas von Ihnen über die Kommunikation im Alltag des Betroffenen zu erfahren. Da Tests meist nur die sprachlichen Symptome, nicht aber das Kommunikationsvermögen der Betroffenen im Alltag erfassen können, ist dies eine wichtige Information für die Therapeutin. Deshalb befragen Logopäd:innen gerne auch die Angehörigen über die kommunikativen Leistungen und Gewohnheiten des Betroffenen. Solch ein Gespräch sollte aber niemals „hinter dem Rücken" des Betroffenen stattfinden. Normalerweise fragen daher die Therapeut:innen die Betroffenen, ob sie einverstanden sind, die Angehörigen als Auskunftsperson heranzuziehen. Meist finden diese Gespräche auch zu dritt statt. Wenn Sie die Möglichkeit haben, nehmen Sie als Angehörige auch gelegentlich an der Therapiesitzung teil. Lernen Sie von der Logopädin, wie Sie mit dem aphasischen Angehörigen am besten kommunizieren können, wann Sie ihm im Gespräch mehr Zeit lassen sollten und wann und wie Sie unterstützend eingreifen können.

Um diese Aufgabe zu erleichtern, ist im Folgenden ein Fragebogen zur Alltagskommunikation abgedruckt, der seit vielen Jahren erfolgreich am Aphasie-Zentrum in Vechta eingesetzt wird. Kopieren Sie sich diesen Fragebogen und nehmen Sie ihn ausgefüllt mit zur Sprachtherapie. Die Logopädin ist dann besser in der Lage, die Ziele der Sprachtherapie an Ihren individuellen Bedürfnissen auszurichten.
Unabhängig vom Nutzen für die Sprachtherapie ist es für Angehörige sinnvoll, die Themen des Fragebogens einmal zu überlegen. Man erkennt vielleicht die Problembereiche und die Stärken der Betroffenen besser.

Wenn die von der Aphasie Betroffenen einverstanden sind, sollten Angehörige immer mal an einer Therapiesitzung teilnehmen. Zum einen sieht man dabei sicher auch sprachliche Leistungen der Betroffenen, die sie im Alltag (noch) nicht verwenden. Professionelle Therapeut:innen können durch ihr sprachliches Vorbild aber auch demonstrieren, welche bestmögliche Unterstützung zur sprachlichen Kommunikation die Betroffenen beispielsweise bei der Wortfindung benötigen.

Liebe Angehörige!

Aphasien führen zu einer Einschränkung im Gebrauch von Sprache. In der Sprachtherapie bemühen wir uns, die sprachlichen Fähigkeiten Ihrer aphasischen Familienmitglieder zu stärken. Wir haben gute Verfahren, die sprachliche Leistung aphasischer Personen zu erfassen, und wir bauen darauf unsere Therapie auf. Allerdings zeigt es sich immer wieder, dass die Einschätzung der Angehörigen eine wertvolle zusätzliche Informationsquelle ist, optimale Sprachtherapie durchzuführen. Daher bitten wir Sie, den nebenstehenden Fragebogen in Ruhe durchzusehen und möglichst umfassend mit Ankreuzen auszufüllen. Wir können dadurch unsere Therapien noch besser auf das Leben im Alltag ausrichten.

Vielen Dank für Ihre Mitarbeit.

Ihre Sprachtherapie

Aphasische Person: ______________________________

Angehörige(r): ______________________________

Verhältnis zu aphasischer
Person (z. B. Ehefrau): ______________________________

Datum: ______________________________

Sprachtherapeut(in): ______________________________

Name:

	nie	manchmal	häufig	immer
sucht sprachliche Kommunikation				
beginnt sprachliche Kommunikation				
beteiligt sich an sprachlicher Kommunikation				
gibt kommunikative Versuche auf				
vermeidet sprachliche Kommunikation				
bevorzugt nonverbale Kommunikation				
überlässt anderen die Initiative				
verhält sich rein reaktiv				
zieht sich auf automatisierte Aspekte zurück (z. B. Grüßen, Phrasen)				
hat regelmäßige kommunikative Anlässe				
– mit Angehörigen				
– außerhalb der Familie (Stammtisch etc.)				
– mit anderen Aphasikern (z. B. Selbsthilfe)				
– mit Unbekannten und Fremden				
erreicht kommunikative Ziele im Allgemeinen				
teilt einfache Bedürfnisse/Wünsche erfolgreich mit				
teilt Emotionen erfolgreich mit				
teilt einfache Sachverhalte erfolgreich mit				
teilt komplexe Sachverhalte erfolgreich mit				
kann länger bei einem Thema bleiben				
kann kommunikative Unklarheiten klären				
nimmt Telefonate entgegen				
liest und versteht Zeitung, Bücher				
kann Schriftsprache verarbeiten (z. B. Kataloge, Bankauszüge)				
erledigt einfache schriftliche Aufgaben (z. B. Einkaufslisten, Formulare ausfüllen)				
erledigt komplexe schriftliche Aufgaben (z. B. Geschäftsbriefe, Tagebuch)				
versteht Radio/Fernsehen				
kann mit Geld umgehen				
kann mit Zahlen umgehen				

Die Angehörigen sind auch oft diejenigen, die darüber Auskunft geben können, ob die in der Therapie geübten Dinge auch im Alltag angewendet werden. Die Übertragung der Therapieinhalte in den Alltag ist die entscheidende Größe für die Bemühungen in der Sprachtherapie. Eine gute Leistung im geschützten Rahmen der Sprachtherapie ist zwar erfreulich, aber das Ziel ist ja, dass die Betroffenen in ihrem Alltag möglichst viel und effektiv kommunizieren.

Eine Frage, die sich immer wieder stellt, betrifft das häusliche Üben mit den Betroffenen. Hier gilt: Gezielte Übungsbehandlung – Sprachtherapie – ist die Aufgabe von qualifizierten Fachkräften. Diese geben den Betroffenen jedoch oft „Hausaufgaben" mit, um die in der Therapie erreichten Fortschritte zu stabilisieren. Diese Übungen dürfen natürlich unterstützt werden, wenn die Betroffenen das wünschen. Man sollte die Hilfen jedoch als Hilfe zur Selbsthilfe verstehen und nicht die Aufgaben für die Betroffenen übernehmen. Den Übungen sollte man durchaus auch Priorität einräumen. Das unterstützt die Wertigkeit der Sprachtherapie.

Aphasietherapie und gezielte Sprachübungen gehören in die Hände von Logopäd:innen und Sprachtherapeut:innen.

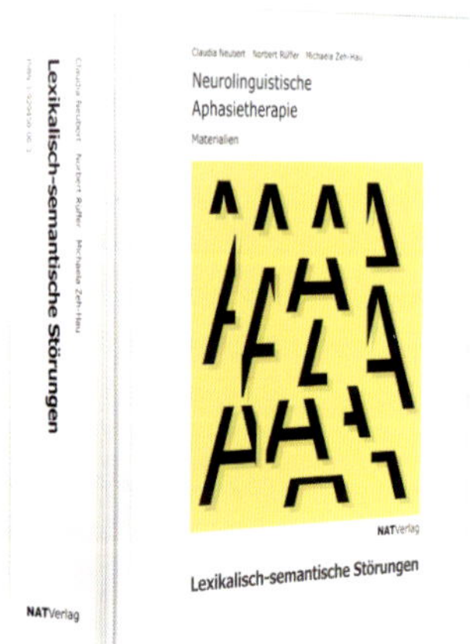

Abb. 28: Übungsmaterial, das auch als „Hausaufgaben" eingesetzt werden kann

Die Therapeutin wählt die „Hausaufgaben" nach dem Schweregrad der Aphasie aus. Das Neurolinguistische Aphasietherapiematerial beispielsweise bietet ihr vielfältiges Übungsmaterial für lexikalisch-semantische, lexikalisch-phonematische, Bild-phonematische Störungen sowie für Störungen der lexikalisch-semantischen Verbverarbeitung, Agrammatismus, Satzergänzungen und Störungen der Verarbeitung von Nomina Komposita, das sie jeweils an die spezifischen Ausfälle des Betroffenen anpassen kann. Natürlich ist es möglich, dass die Betroffenen an den Aufgaben zu Hause scheitern. In diesem Fall ist eine Unterstützung bei der Lösung durchaus sinnvoll. Die Aufgaben komplett für die Betroffenen zu lösen, macht jedoch keinen Sinn.

Nachsprechen und Abschreiben sind meist keine hilfreichen Aufgaben für Betroffene.

Im Buchhandel und bei Verlagen für therapeutische Materialien gibt es eine Vielzahl von Übungsbüchern und auch Computerprogrammen für Menschen mit Aphasie. Diese sind natürlich allgemein und nicht spezifisch auf die einzelne Person abgestimmt. Deshalb sollten die häuslichen Übungen unbedingt mit der behandelnden Logopädin abgestimmt werden. Logopäd:innen wissen am besten, was für die konkrete Person am geeignetsten ist. Die Weiterentwicklung von Computerprogrammen auch für Menschen mit Aphasie ist in den letzten Jahren stark vorangeschritten. Auf Grundlage des in der Sprachtherapie eingesetzten Logogen-Modells (Abb. 29) bietet das Computerprogramm „Fleppo Home I und Home II" (ProLog) über 5.000 neurolinguistisch fundierte Übungen in fünf Schwierigkeitsstufen an, die die auditive Analyse, die visuelle Analyse, das semantische System und das orthografische Ausgangslexikon trainieren. Die Vielzahl von Übungen wird sicher manchen überfordern. Aber gerade deshalb ist die Zusammenarbeit mit der Logopädin wichtig, die für das aktuelle Leistungsvermögen des Betroffenen die richtigen Aufgaben nennen kann.

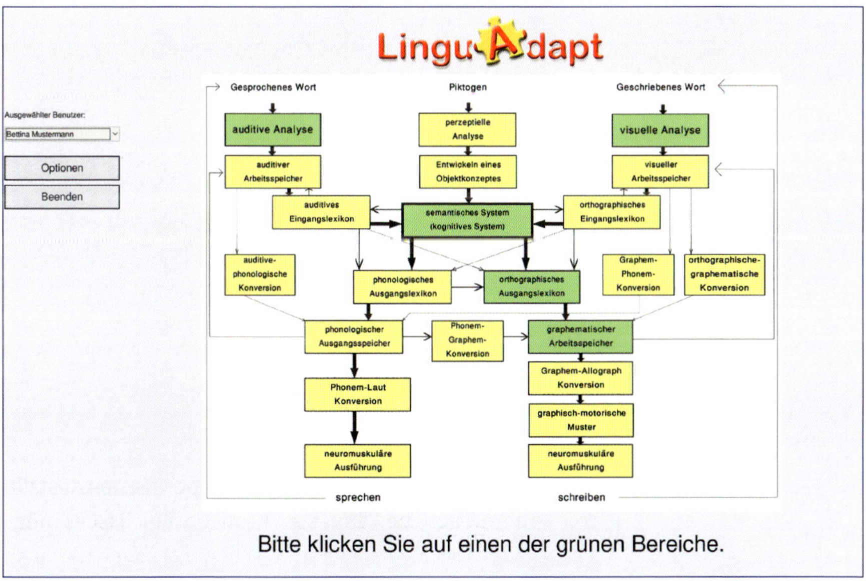

Abb. 29: Logogen-Modell

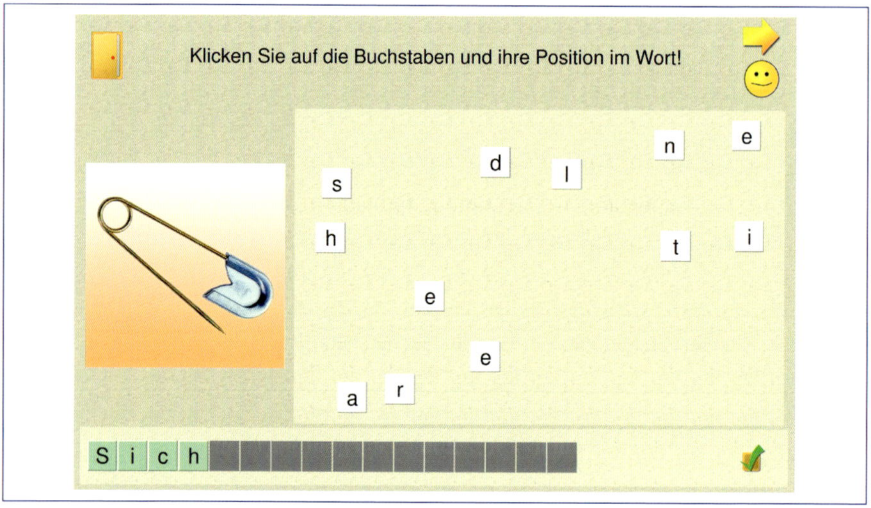

Abb. 30: Übung aus dem Computerprogramm Fleppo

Ein weiteres Computerprogramm mit einer Vielzahl von Übungen ist das von Neuro Cognitive Systems herausgegebene aphasie@ware (Abb. 31). Auch dieses Programm enthält Übungen mit unterschiedlichen Schweregraden. In der Abbildung sehen Sie eine schwierigere Übung, bei der Verben in einen vorgegebenen Text eingefügt werden müssen.

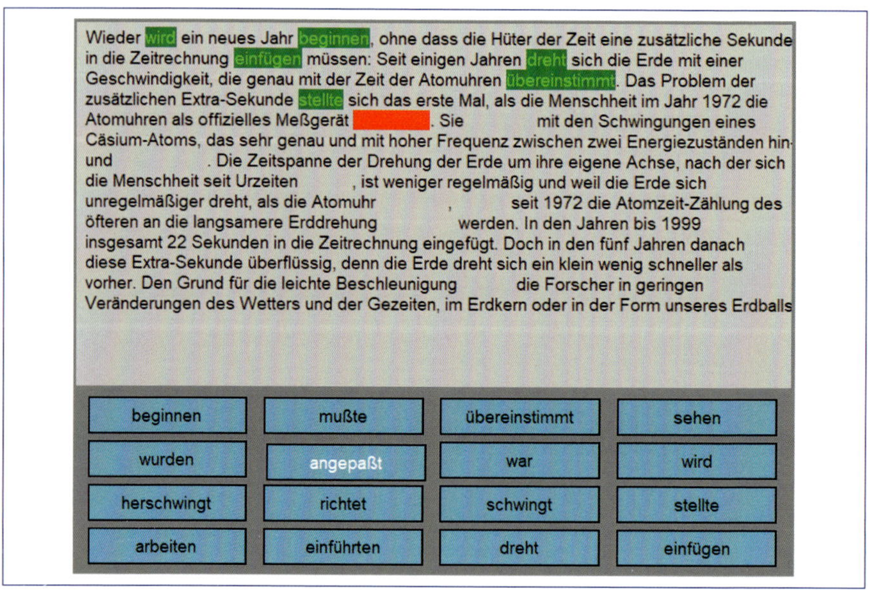

Abb. 31: Ausschnitt aus aphasie@ware

Für dieses Programm ist noch eine Steigerung des Schwierigkeitsgrades in Vorbereitung. Akustische Ablenker in Form von Hintergrundgeräuschen (Partyeffekt) sollen die Bearbeitung für Menschen mit nur noch geringer Aphasie noch erschweren und so reale Kommunikationssituationen in einer Gruppe vorbereiten.

Als Medizinprodukt anerkannt ist das Computerprogramm neolexon Aphasie. Das digitale Programm wird vom behandelnden Arzt verordnet und von der Logopädin individuell auf den erforderlichen Schwierigkeitsgrad eingestellt. Es kann jederzeit flexibel angepasst werden. So übt der Betroffene immer auf seinem persönlichen Leistungsniveau und das häusliche Training intensiviert zielgerichtet die logopädische Therapie. Trainiert werden können das Lesen, Schreiben, Verstehen und Sprechen. Falls eine der Übungen nicht auf Anhieb gelöst werden kann, gibt es verschiedene Hilfefunktionen. Die Kosten für das Programm können nach Antrag von der Krankenkasse übernommen werden.

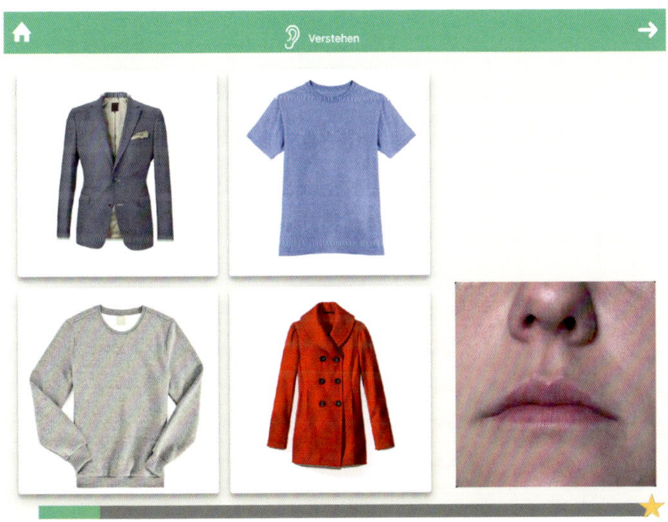

Abb. 32: Sprachverstehen auf Wortebene mit Wörtern aus dem Wortfeld Kleidungsstücke.
Aus: neolexon © Limedix GmbH

Die Übungen zum auditiven Verstehen und Lesen von Sprache auf Wort und Satzebene der Abb. 32 und 33 entstammen dem Computerprogramm neolexon. Das Programm bietet Übungen zum Sprachverständnis in zahlreichen Variationen an. Texte gibt es immer in einer langen und kurzen Version. Die lange Version ist außerdem syntaktisch komplexer strukturiert.

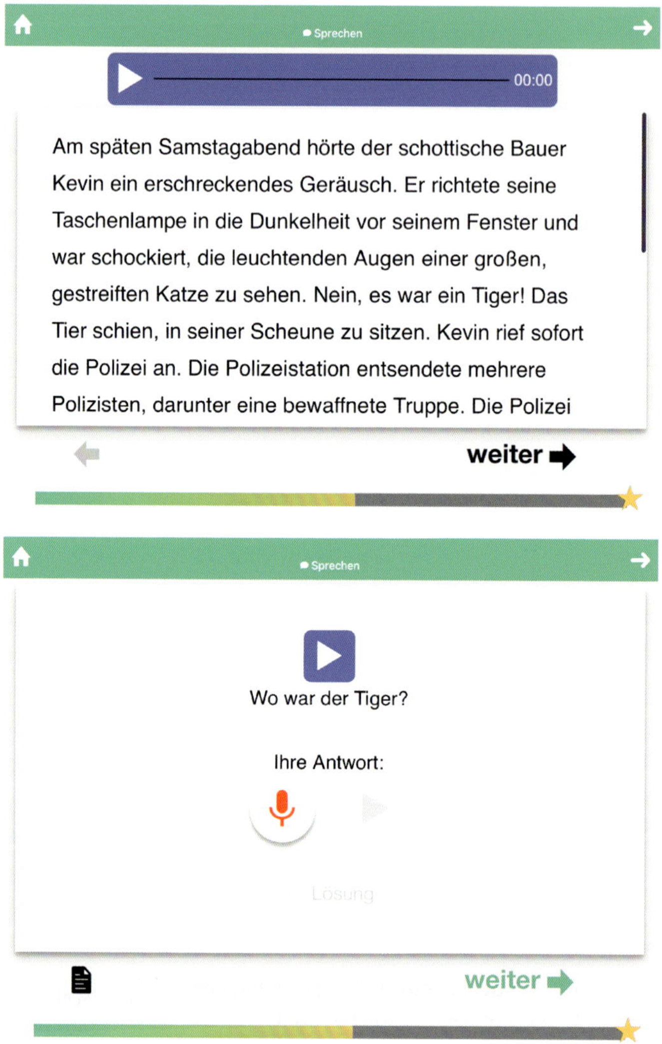

Abb. 33: Lesen, Verstehen und Sprechen auf Textebene.
Aus: neolexon © Limedix GmbH

Unabhängig davon, welches Übungsmaterial Sie zu Hause einsetzen und wie viel geübt wird: Sie müssen für die Betroffenen eine „aphasiefreundliche" Umgebung schaffen. Wenden Sie die Kommunikationsstrategien an, die vorne im Ratgeber beschrieben sind. So vermeiden Sie Missverständnisse und erleichtern die Kommunikation mit den Betroffenen.

Nehmen Sie sich ausreichend Zeit und schaffen Sie Raum für Gespräche. Im Alltag bieten sich viele Gelegenheiten zu kommunizieren. Beispielsweise kann der Plan für die Mittagessen am Wochenende so ein Anlass sein. Wenn Sie einmal nicht wissen sollten, worüber Sie kommunizieren können, nutzen Sie eigene Fotos oder Fotos aus der Serie ProLog Fotoboxen, die in anschaulichen Bildern Themen wie Berufe, Einkaufen, Hobbys, Soziale Aktivitäten oder den Tagesablauf (s. Abb. 34) darstellen.

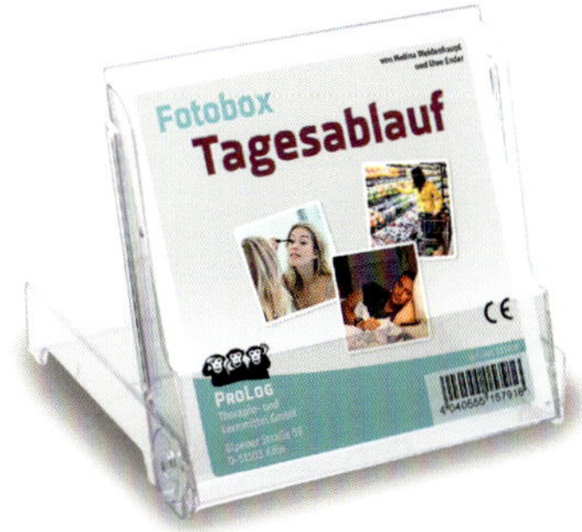

Abb. 34: Fotobox

Die zentrale Aufgabe für Angehörige: Schaffen Sie eine „aphasiefreundliche“ und kommunikationsoffene Umgebung für die Betroffenen.

Wenn der Betroffene die Kommunikation sucht, sollten Sie offen und positiv darauf reagieren. Sollte der Moment tatsächlich unpassend sein, dann sagen Sie es, greifen Sie aber das Gespräch auf, sobald es günstiger ist. Und beachten Sie, wie bereits oben erläutert, das Folgende: Korrigieren Sie nicht, schauen Sie auf die Absicht und nicht nur auf die äußere Form der Äußerung!

Menschen mit einer Aphasie werden zunächst oft von Freunden, Bekannten und sogar von Angehörigen gemieden. Ein Grund dafür ist sicherlich, dass sie selbst verunsichert sind und keine Vorstellung davon haben, was eine Aphasie ist und wie man mit den sprachlichen Schwierigkeiten am besten umgehen kann. Informieren Sie Freunde, Verwandte und Bekannte über Aphasie. Aufklärungsarbeit ist eine wichtige Unterstützung. Unterstützen Sie Zusammentreffen in kleinen Runden: Kaffeerunden, Essen, kleine Spaziergänge, Ausstellungsbesuche. Es gibt viele Möglichkeiten!

Um sich zu entwickeln, muss ein Aphasiker reden, reden!
Walter Wuttker, Betroffener

Ich freue mich, wenn eine Freundin kommt und mit mir spricht. Wenn alle auf einmal kommen, kann ich der Unterhaltung nicht mehr folgen. Das geht dann alles so schnell.
Heike Schmitz, Betroffene, Mainz

Ziehen Sie sich nicht gemeinsam mit dem Betroffenen zurück. Informieren Sie Verwandte, Freunde und Bekannte über die Aphasie, erläutern Sie die richtigen Kommunikationsstrategien und unterstützen Sie Zusammentreffen mit dem Betroffenen. Sie helfen Ihrem aphasischen Angehörigen und sich selbst, wenn Sie sich nicht in soziale Isolation begeben.

| Andere Therapien

Wie oben beschrieben, haben Menschen mit Aphasie leider oftmals noch zusätzliche Begleitsymptome. Manche erfordern weitere medizinische und therapeutische Maßnahmen. Häufig in Anspruch genommen werden:

- Physiotherapie
- Ergotherapie
- Neuropsychologie
- Familientherapie
- Medizinische/Psychologische Hilfe bei Depression

Die **Physiotherapie** (Krankengymnastik) beschäftigt sich mit den motorischen Problemen der Betroffenen. Einsatzbereiche sind Lähmungen, Bewegungs- und Sensibilitätseinschränkungen der Arme und Beine. Therapieziele sind eine möglichst große Unabhängigkeit: Selbstständig gehen, aufstehen und sich hinsetzen, ins Bett und aus dem Bett kommen.

In der **Ergotherapie** werden alltägliche und lebensnahe Funktionen trainiert. Gerade die feinen Bewegungen der Arme und Hände werden geübt, beispielsweise beim Zähneputzen, Haare kämmen, An- und Ausziehen, Essen und Trinken. Auch die motorischen Einschränkungen beim Schreiben können möglichst in Absprache mit der Logopädie trainiert werden. Physiotherapie und Ergotherapie gehören in Krankenhäusern und Rehabilitationszentren wie auch die Logopädie zum therapeutischen Angebot. Im ambulanten Bereich erfolgt die Therapie analog zur Sprachtherapie. Man benötigt eine Heilmittelverordnung („Rezept"), die der behandelnde Arzt ausstellt.

Die **Neuropsychologie** beschäftigt sich mit Leistungen wie Gedächtnis, Aufmerksamkeit, Konzentration und Orientierung. Vor allem Menschen mit Schädel-Hirn-Traumen haben oftmals Störungen in den genannten Bereichen zusätzlich zur Aphasie. Neuropsychologische Intervention soll diese Bereiche verbessern helfen.

Familientherapie und **Hilfe bei Depressionen** durch Mediziner oder Psychologen sind oft wirksame Möglichkeiten, die enormen familiären und psychischen Probleme in den Griff zu bekommen, die ein Schlaganfall oder ein Schädel-Hirn-Trauma bei Betroffenen und ihren Angehörigen hervorrufen. Ein Gespräch mit Ihrem Hausarzt oder dem behandelnden Arzt hilft bei der Entscheidung, ob Sie zusätzliche Hilfe durch qualifizierte Fachleute in Anspruch nehmen sollten.

Selbsthilfegruppen

Selbsthilfegruppen sind eine notwendige Ergänzung der medizinischen und therapeutischen Versorgung von Menschen mit Aphasie und deren Angehörigen. Sie bieten spezifische Informationen sowie die Möglichkeit, neue Kontakte zu knüpfen. Selbsthilfegruppen betreiben politische Lobby-Arbeit in Sachen „Aphasie". Zu ihren Zielen gehören, die größtmögliche Selbst- und Mitbestimmung sowie eine gesellschaftliche Teilhabe aphasischer Menschen in der Gesellschaft zu erwirken. Sie haben sich im Gesundheitswesen zu wichtigen Ansprechpartnern entwickelt.

Selbsthilfebewegungen haben im Gesundheitswesen erfreulicherweise stark an Einfluss gewonnen. Das gilt auch für den Bereich Schlaganfall und Aphasie. Selbsthilfebewegungen werden heute als notwendige Ergänzung zur medizinischen Versorgung angesehen. Die Krankenkassen unterstützen auf Antrag zahlreiche Aktionen von Selbsthilfeorganisationen. Damit wird die zugrunde liegende Philosophie der Rehabilitation gefördert, die Betroffenen für den Alltag möglichst selbstständig und unabhängig zu machen und sie am gesellschaftlichen Leben vollumfänglich teilhaben zu lassen.

Bundesweite Selbsthilfegruppen, die in verschiedenen Bundesländern meist mit Landesverbänden und Regionalgruppen organisiert sind, verfügen über spezifische Informationen, die Betroffenen und ihren Angehörigen weiterhelfen können: Adressen von Therapeut:innen, rechtliche Grundlagen, Erfahrung im Umgang mit Behörden. Teilnehmende Betroffene und ihre Angehörigen haben erkannt, dass man sich gegenseitig unterstützen kann, gemeinsam oft bessere Lösungen findet und viele Stimmen in der Öffentlichkeit, bei den Kostenträgern oder in der Gesellschaft auch mehr erreichen können. Denn Lobby-Arbeit ist auch für aphasische Menschen wichtig. Nur wenn Aphasie bei den Entscheidungsträgern in Politik, Medizin und Gesellschaft bekannt ist, werden auch die Bedürfnisse der Betroffenen angemessene Berücksichtigung finden.

Nicht zuletzt bieten regionale Selbsthilfegruppen auch die Möglichkeit, neue soziale Kontakte zu knüpfen. Man kommt wieder unter Leute, die auch nicht komisch schauen, wenn man einmal ein Wort nicht findet oder vielleicht gar nichts sagen kann. Regionale Gruppen organisieren vielerlei Aktivitäten: Spielenachmittage, gemeinsames Kaffeetrinken, Malen und Basteln unter Anleitung, Gruppengymnastik, Vortragsveranstaltungen, Museums- und Theaterbesuche, Omnibusausflüge und vieles andere. Extra erwähnt werden muss noch, dass in zahlreichen Gruppen auch gesungen wird, sei es beim Kaffeetrinken oder auch im ganz offiziellen Aphasiker-Chor.

Manche von Aphasie Betroffene möchten zunächst nicht mit einer Selbsthilfegruppe in Kontakt treten, weil sie noch auf Besserung hoffen oder niemanden mit der gleichen Problematik treffen möchten. Sie sollten es dennoch wagen und schauen, ob der Austausch mit anderen Betroffenen und Angehörigen eine Stütze für Sie sein kann. Wenn es in Ihrer Nähe keine Selbsthilfegruppe geben sollte, gründen Sie selbst eine regionale Gruppe! Menschen mit Aphasie gibt es überall. Hilfestellung zur Gründung einer Gruppe gibt der Bundesverband für die Rehabilitation der Aphasiker (s. Kap. *Hilfreiche Adressen*).

Adressen der zahlreichen regionalen Selbsthilfegruppen in Deutschland und der Schweiz erhalten Sie beim „Bundesverband für die Rehabilitation der Aphasiker“ und der „aphasie suisse“. Da es in Österreich noch keinen bundesweit agierenden Selbsthilfeverband für Menschen mit Aphasie gibt, muss man über das Internet selbst suchen oder die Selbsthilfegruppe der Steiermark kontaktieren (s. Kap. *Hilfreiche Adressen*).

Hilfreiche Adressen

Deutschland

Bundesverband für die Rehabilitation der Aphasiker e. V. (Bundesverband Aphasie)
Klosterstr. 14 · 97084 Würzburg
Telefon: (0931) 25 01 30 - 0 · Telefax: (0931) 25 01 30 - 39
E-Mail: info@aphasiker.de · Internet: www.aphasiker.de

Der Bundesverband für die Rehabilitation der Aphasiker (BRA) bietet Betroffenen und Angehörigen ein umfangreiches Service-Angebot, darunter eine Rechtsberatung. Durch einen Beitritt unterstützt man den Verband und dessen Ziele, außerdem bekommt man regelmäßig die Zeitschrift „Aphasie und Schlaganfall" zugesandt. Auf Anforderung erhält man die Broschüre „Die Aphasie-Bewegung in Deutschland". Sie enthält Adressen von Aphasiezentren, Landesverbänden und Kliniken, in denen Aphasietherapie angeboten wird. Weitere Broschüren und Faltblätter des BRA sind: Sprachstörung Aphasie, Verzeichnis der Selbsthilfegruppen, Verzeichnis von Kliniken, Autofahren und Aphasie, „Hilfsanbieter-Dschungel" und andere. Die Homepage des BRA bietet vielseitige Informationen zu verschiedenen relevanten Themen.

www.aphasiker-kinder.de

Aphasie bei Kindern ist eine Subdomain des Bundesverbands für die Rehabilitation der Aphasiker, die sich speziell auf die Probleme aphasischer Kinder und Jugendliche konzentriert. Neben Hinweisen zur spezifischen Diagnostik und Therapie gibt es auch Ratschläge zur Beschulung der Kinder.

Deutscher Bundesverband für Logopädie (dbl)
Augustinusstraße 11a · 50226 Frechen
Telefon: (02234) 3 79 53-0 · Telefax: (02234) 3 79 53-13
E-Mail: info@dbl-ev.de · www.dbl-ev.de

Über die Homepage des dbl kann man logopädische Praxen zur ambulanten Versorgung in Wohnortnähe finden. Viele Praxen geben auf ihrer Homepage an, ob sie auch auf die Behandlung von Aphasie spezialisiert sind.

Aphasiezentrum Josef Bergmann gGmbH
Josef-Bergmann-Straße 1 · 49377 Vechta-Langförden
Telefon: (04447) 9 70 - 0 · Telefax: (04447) 9 70 - 199
E-Mail: Info@aphasie-zentrum.de · www.aphasie-zentrum.de

Das Aphasiezentrum in Vechta-Langförden bietet ein spezielles Therapie-Angebot für Menschen mit Aphasie und ihre Angehörigen. Zusätzlich zu dem umfangreichen therapeutischen und psychosozialen Angebot hat sich die Einrichtung die Fort- und Weiterbildung von Therapeut:innen sowie Informationsveranstaltungen für Laien und Fachleute verschiedener Disziplinen zur Aufgabe gemacht.

Stiftung Deutsche Schlaganfall-Hilfe
Carl-Miele-Str. 210 · 33311 Gütersloh
Telefon: (05241) 9770-0
E-Mail: info@schlaganfall-hilfe.de · www.schlaganfall-hilfe.de
Die Seite bietet allgemeine Informationen zum Schlaganfall, inzwischen aber auch zahlreiche Artikel zum Thema Aphasie. Sehr hilfreich ist die Adressen-Suchliste, in der nach Stroke Units, ambulanten und stationären Rehabilitationseinrichtungen, Selbsthilfegruppen u. a. gefiltert werden kann. Zahlreiche Broschüren kann man sich kostenlos herunterladen oder zuschicken lassen.

www.schlaganfall-info.de
Dies ist eine nicht kommerzielle Seite, die 1996 aus persönlicher Betroffenheit entstanden ist. Sie finden hier zusammenfassende Informationen zu Schlaganfall, Hirnverletzung und Aphasie. Links, Adressen, Buchtipps und Literaturlisten werden angeboten. Sehr hilfreich sind die nach PLZ geordneten Listen der Rehabilitationseinrichtungen. Es gibt auch ein Gesprächsforum für Betroffene und Angehörige.

HAM – Heidelberger Aphasie Modell
Berufsförderungswerk Heidelberg
Bonhoefferstr. 6 · 69123 Heidelberg
Telefon+49 (0) 6221 88-0
www.bfw-heidelberg.de/berufliche-reha/reha-assessment/heildelberger-aphasie-modell
HAM unterstützt Betroffene u. a. bei der Suche nach einem geeigneten Beruf.

Suchmaschinen im Internet: www.google.de, www.bing.com oder www.ecosia.org
„Google", „Bing" und „Ecosia" sind einige von mehreren Internet-Suchmaschinen, mit denen man unter dem Stichwort „Aphasie" mittlerweile über eine Million Links auf weiterführende Seiten zum Thema Aphasie finden kann.

Bundesministerium für Arbeit und Soziales (BMAS)
Wilhelmstraße 49 · 10117 Berlin
www.bmas.de
Über die Internetseite des BMAS kommt man zum Bürgertelefon mit Durchwahlnummern für spezielle Themenbereiche wie Rente, Arbeitsrecht oder Behinderung. Auf Anfrage kann man sich den „Ratgeber für Menschen mit Behinderungen“, in dem viele rechtliche Fragen erklärt sind, zuschicken lassen. Ebenfalls erhältlich ist die interessante Broschüre „Rehabilitation und Teilhabe“. Die Internetseite des BMAS kann man sich in „Leichter Sprache“ anzeigen lassen.

Österreich
In Österreich gibt es leider keinen bundesweiten Selbsthilfeverband für Menschen mit Aphasie.
Hilfreiche Adressen sind:
SHG Steiermark – Graz
Telefon +43 (0) 664 1150117
E-Mail: info@aphasie-stmk.at · www.aphasie.org

Wichtige Informationen bietet auch die Internetseite des Aphasie Clubs:
www.aphasie-club.at

Schweiz
aphasie suisse
Spitalstrasse 4 · CH-6004 Luzern
Telefon: +41 (0)41 240 05 83 · Telefax: +41 (0)41 240 07 54
E-Mail: info@aphasie.org · www.aphasie.org
Der Verein aphasie suisse wird von Fachleuten aus der Sprachtherapie getragen. aphasie suisse versteht sich gleichermaßen als eine Fachgesellschaft und Betroffenenorganisation, die in der ganzen Schweiz tätig ist. Der Verein bietet auf seiner Seite u. a. ein Verzeichnis mit allen Schweizer Logopäd:innen sowie Adressen von Aphasikerchören an.

Fragile Suisse
Badenerstrasse 696 · 8048 Zürich
Telefon: +41 (0)44 360 443 603 060
www.fragile.ch
FRAGILE Suisse ist die schweizerische Patientenorganisation für Menschen mit Hirnverletzung und deren Angehörigen. Als Kompetenzzentrum verfügt sie über umfassende Kenntnisse und Erfahrungen im Umgang mit Betroffenen.

Literaturhinweise

„Aphasie und Schlaganfall“ Zeitschrift des Bundesverbandes für die Rehabilitation der Aphasiker (BRA) (Adresse siehe oben unter *Hilfreiche Adressen*). Diese Zeitschrift enthält viele nützliche Hinweise und Informationen für Betroffene und Angehörige. Sie ist im Mitgliedsbeitrag des BRA enthalten.

Auer, Peter; Bauer, Angelika (2008): **Aphasie im Alltag. Forum Logopädie.** Stuttgart: Thieme Verlag. *Das Buch vermittelt einen Einblick in den familiären Alltag mit Aphasie, der es ermöglichen soll, von den Betroffenen zu lernen.*

Clahsen, Helmut (2003): **Mir fehlen die Worte: Aphasie nach Schlaganfall – ein Erfahrungsbericht.** Frankfurt a. M.: Mabuse Verlag

Geiger, Anne; Mefferd, Antje (2007): **Dysarthrie. Ein Ratgeber für Angehörige.** Idstein: Schulz-Kirchner Verlag. *Dieser Angehörigen-Ratgeber vermittelt wesentliche Informationen über Dysarthrie bzw. Dysarthrophonie, welche häufig eine Begleiterscheinung der Aphasie ist.*

Geißler, Maria; Lauer, Norina (2015): **Sprechapraxie – Ein Ratgeber für Betroffene und Angehörige.** Idstein: Schulz-Kirchner Verlag

Grötzbach, Holger (2017): **Therapieintensität in der Sprachtherapie/Logopädie.** Idstein: Schulz-Kirchner Verlag

Grötzbach, Holger (2018): **Schlaganfall. Verstehen – vorbeugen – behandeln. Was Betroffene, Angehörige und Therapeuten wissen sollten.** Idstein: Schulz-Kirchner Verlag

Gutzmann, Hans; Brauer, Thomas (2007): **Sprache und Demenz. Diagnose und Therapie aus psychiatrischer und logopädischer Sicht.** (E-Book) Idstein: Schulz-Kirchner Verlag

Herten, Elke (2020): **Schlaganfall. Der Wust möchte geordnet sein!** Remscheid: Rediroma-Verlag

Huber, Walter; Poeck, Klaus; Springer, Luise (2013): **Klinik und Rehabilitation der Aphasie. Eine Einführung auch für Angehörige und Betroffene. Forum Logopädie.** Stuttgart: Thieme. *Ein gut lesbarer und umfangreicher Ratgeber, der Kapitel zu den biologischen Grund-*

lagen der Sprache, zur Pathologie von Schädigungen des Sprachzentrums, zur funktionellen Reorganisation des Gehirns, zur Diagnose und Therapie und zu psychosozialen Auswirkungen der Sprachstörungen beinhaltet.

Kubandt, Melanie (2009): **Aphasie bei Kindern und Jugendlichen. Ein Ratgeber für therapeutische Berufsgruppen.** Idstein: Schulz-Kirchner Verlag. *Dieser Ratgeber ist für therapeutische Berufsgruppen verfasst. Er bietet jedoch auch betroffenen Familien einen Überblick über Aphasie bei Kindern und Jugendlichen und beleuchtet die Besonderheiten dieses Störungsbildes.*

Küst, Jutta (2011): **Ratgeber zur Fahreignung bei neurologischen Erkrankungen. Informationen für Betroffene, Angehörige und Therapeuten.** Idstein: Schulz-Kirchner Verlag. *Dieser Ratgeber erleichtert durch umfangreiche Informationen die Auseinandersetzung mit dem Thema „eingeschränkte Fahreignung".*

Leipold, Alexander; Breunig, Hans-Peter (2015): **Wer nicht kämpft, hat schon verloren!** Olympische und andere Siege. Eigenverlag.

Niedecken, Wolfgang (2013): **Zugabe: Die Geschichte einer Rückkehr.** Hamburg: Hoffmann und Campe. Auch als Hörbuch erhältlich.

Pullwitt, Erika; Winnecken, Andreas (2012): **Aphasie – wenn Sprache zerbricht. Die Betroffenheit der Mitbetroffenen.** Idstein: Schulz-Kirchner Verlag

Stein, Donald G.; Brailowsky, Simon; Will, Bruno (2000): **Brain Repair. Das Selbstheilungspotential des Gehirns oder Wie das Gehirn sich selbst hilft.** Stuttgart: Thieme (Übersetzung aus dem Amerikanischen). *In diesem Buch für Fachleute, Angehörige und Betroffene wird allgemein verständlich über die Fähigkeit des Gehirns berichtet, sich selbst zu helfen. Erklärt werden die Funktionen des Gehirns, Hirnverletzungen und die Möglichkeiten des Gehirns, mit Reparatur, Regeneration und Reorganisation darauf zu reagieren.*

Vahldick, Hanne (2021): **Harlekin – Erzählungen von Hanne.** Egestorf: Buchverlag Andrea Schmitz. *In den langen Jahren mit Aphasie hat Hanne sich ihre Sprache mit viel Geduld, Zähigkeit und Vertrauen in ihre „Heilungskräfte" zurückerobert. Aus den wiedergewonnenen Wörtern und Sätzen sind Geschichten entstanden, in denen Hanne, Aphasikerin und Weberin, ihre alte und neue Welt zu einem vielfarbigen Muster verwebt hat: Glückliches und Tragisches, immer mit einem Lachen.*

Wilagi, Birthe (2008): **Aphasie – Sprachverlust im Erwachsenenalter. Eine theoretische Betrachtung mit eigenem Erfahrungsbericht.** Saarbrücken: vdm Verlag Dr. Müller. *Die Autorin erlitt im Alter von 22 Jahren eine Hirnblutung. Wieder neu Schreiben lernen, statt auf Partys zu gehen. So schnell wie möglich wieder raus aus dem Rollstuhl kommen, statt mit Freunden ins Kino zu gehen. Eine wahre Geschichte.*

Die Internetseite der **Schlaganfall-Hilfe** bietet eine Vielzahl von Büchern, in denen sich Autoren mit dem eigenen Schlaganfall auseinandersetzen:
www.schlaganfall-hilfe.de/de/fuer-betroffene/so-unterstuetzen-wir/literaturhinweise

Die im Ratgeber aufgeführten Diagnostik- und Therapiematerialien sind erschienen bei

- aphasiaware
  Computer-based Therapy of Linguistic Competence
  Ostendstraße 61 · 72574 Bad Urach
  www.aphasiaware.de
- ELA PHOTO SERIES
  Krafftgasse 5/2/19 · A-1020 Wien
  www.ela-photoserien.at
- Limedix GmbH
  Liebherrstr. 5 · 80538 München
  E-Mail: info@neolexon.de
- LinguAdapt
  Höhenweg 50 · 52074 Aachen
  www.linguadapt.de
- NAT-Verlag
  Fuchsweg 10 · 65719 Hofheim
  www.nat-verlag.de
- ProLog, Therapie- und Lernmittel GmbH (Verlag)
  www.prolog-shop.de

Haben Sie Fragen oder Anregungen zu diesem Ratgeber?
Schreiben Sie dem Autor eine E-Mail:
brauer@lsvt.de